# DE LA

# CACHEXIE DES PRISONS

### ÉTUDE SUR QUELQUES

## MALADIES SPÉCIALES AUX PRISONNIERS

PAR

### Lucien CHIPIER,

Docteur en médecine de la Faculté de Paris,
Ancien externe des hôpitaux,
(Médaille de bronze 1877),
Interne des prisons de la Seine.

## PARIS

ASSELIN ET C<sup>ie</sup> LIBRAIRES-ÉDITEURS

PLACE DE L'ÉCOLE-DE-MÉDECINE

1879

# DE LA

# CACHEXIE DES PRISONS

### ÉTUDE SUR QUELQUES

## MALADIES SPÉCIALES AUX PRISONNIERS

PAR

### Lucien CHIPIER,

Docteur en médecine de la Faculté de Paris
Ancien externe des hôpitaux,
(Médaille de bronze 1877),
Interne des prisons de la Seine.

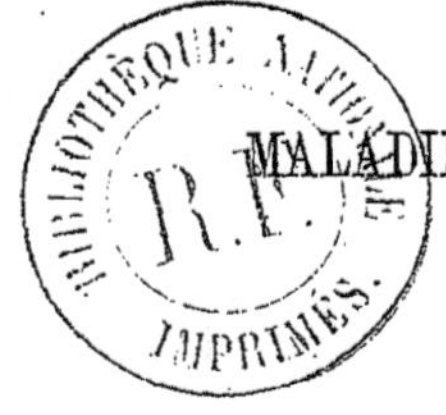

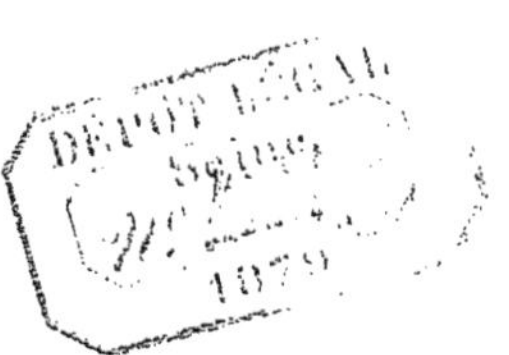

## PARIS

### ASSELIN ET Cⁱᵉ LIBRAIRES-ÉDITEURS

PLACE DE L'ÉCOLE-DE-MÉDECINE

—

1879

A M. LE DOCTEUR BOINET

Officier de la Légion d'honneur
Membre de la Société de chirurgie, etc.

Hommage respectueux de reconnaissance et d'affection.


A M. P. DUBOST

Avoué

Témoignage d'amitié et d'affection sincères.

# DE LA CACHEXIE DES PRISONS

## ÉTUDE SUR QUELQUES

## MALADIES SPÉCIALES AUX PRISONNIERS

## AVANT-PROPOS.

Jusqu'à la Restauration l'état des maisons de détention fut très déplorable sous tous rapports, mais particulièrement au point de vue de l'hygiène. Elles étaient des lieux infects, véritables cloaques, sans étendue, où les rayons du jour ne pénétraient qu'avec peine, où les prévenus et les condamnés, les femmes, les hommes, les enfants, les vieillards étaient entassés, sans distinction aucune de catégorie, sur un fumier pourri, où ils languissaient consumés par la misère, la famine et le désespoir, couverts de vêtements en lambeaux et insuffisants, recevant une nourriture rare et parcimonieuse que, dans beaucoup d'endroits, ils ne tenaient que de la charité publique.

Cet état de choses explique suffisamment les maladies nombreuses et la mortalité effrayante que l'on constatait chaque année dans les maisons pénitentiaires, et ce n'est qu'en 1819 qu'une ordonnance institua une Société royale des prisons, ayant pour mission d'indiquer les changements qui, à tous égards, lui paraîtraient utiles pour remédier à ces défectuosités. Cette Société se mit à l'œuvre avec une louable ardeur et déchira le voile qui couvrait ce chaos, signala les abus et les moyens d'y remédier.

Mais à cette époque tourmentée, les meilleures intentions s'usaient d'elles-mêmes et la réforme à opérer dans les prisons fut bientôt oubliée. Il faut aller jusqu'en 1844 pour trouver une nouvelle ordonnance réglementant la nourriture des détenus. D'autre part, le nombre des prisonniers était tellement considérable relativement au petit nombre de prisons, qu'il en résultait un encombrement et une agglomération qui devenaient la cause sans cesse renouvelée de maladies. On pensa alors à mettre en pratique les systèmes usités en Amérique.

L'idée de l'isolement remonte à 1786 et fut essayé d'abord par les Etats-Unis. Ce n'est qu'en 1840 que de Rémusat, alors ministre de l'intérieur, proposa aux Chambres le système de l'emprisonnement cellulaire, ne l'appliquant encore qu'aux détentions préventives.

C'était un pas fait en avant pour l'amélioration de l'hygiène.

En 1843, Duchatel reprit et compléta le projet de loi de son prédécesseur, étendant le principe de l'incarcération individuelle à l'emprisonnement pénal, mais dans la limite de douze ans; après quoi l'emprisonnement en commun devait succéder. Enfin c'est en 1847 que le régime cellulaire fut étendu à toute la durée des peines.

Le système pénitentiaire, tel qu'il existe aujourd'hui, était définitivement créé. Il est clair qu'à mesure que les réformes hygiéniques se faisaient, la santé des prisonniers était moins gravement compromise; l'encombrement et les conditions matérielles dont nous avons parlé disparaissant et faisant place à une hygiène mieux entendues, les épidémies et les maladies nombreuses observées dans les prisons étaient moins fréquentes et moins graves.

Nous l'avons dit, l'hygiène avait été améliorée dans les maisons de détention, mais on était bien loin d'avoir atteint la perfection. Telles qu'elles existent et fonctionnent maintenant, les prisons sont encore la cause de maladies nombreuses.

Durant le séjour que nous avons fait à l'infirmerie centrale des prisons, en qualité d'interne, nous avons eu l'occasion de voir un grand nombre de malades et d'étudier l'hygiène et la santé de cette catégorie spéciale d'individus.

Nous avons cru remarquer qu'il existait une nosologie spéciale aux habitants des prisons. Certaines maladies observées par nous étant très fréquentes et se

présentant avec les mêmes caractères, les mêmes sym-
tômes, se terminant enfin de la même façon, nous avons
pensé qu'il existait un cadre d'affections particulières
à ces individus qui vivent d'une façon identique et sont
soumis à un régime identique. Cherchant à nous rendre
compte de la cause étiologique qui détermine ces états
morbides si fréquents et si semblables à eux-mêmes,
nous avons pensé que l'ensemble des conditions au
milieu desquelles vivent ces individus était la raison
capitale qui engendrait ces diverses maladies.

Nous ne prétendons pas dans ce travail critiquer
l'état actuel des prisons; nous ne faisons que mentionner et enregistrer ce que nous avons vu, observé et en
tirer des conclusions naturelles.

Tout en comprenant très bien de quelles garanties la
société doit s'entourer pour assurer sa sécurité, nous ne
faisons que signaler un désidératum qui peut intéresser
les hygiénistes et attirer l'attention des pathologistes.
D'autre part, nous ne voudrions pas qu'on pût nous
soupçonner de nous faire l'avocat de ces hommes qui
bien trop souvent devraient être complètement écartés
et séparés du reste de la société, qui ne sont que des
inutilités quand ils ne sont pas un danger permanent
pour ceux qui les entourent ou avec qui ils vivent.
Non, nous ne conservons pour eux que les sentiments
humanitaires qu'ils méritent; mais n'oubliant pas avant
tout le rôle du médecin qui doit voir et étudier l'homme
malade, nous discutons ou plutôt nous relatons ce que
nous avons observé relativement à leur hygiène, la question nous ayant paru nouvelle et digne d'intérêt.

Nous disons que la question des maladies de prison est nouvelle. La chose est vraie; bien peu de médecins appelés à donner leurs soins. dans ces maisons, se sont laissés entraîner à l'étude de certaines particularités pathologiques que l'on y rencontre, non pas que la chose ne les ait pas intéressés et surpris peut-être, car bien rarement on est à même d'observer des faits semblables dans les hôpitaux de la ville et *a fortiori* dans la pratique commune.

Les auteurs qui ont écrit sur les prisons ont bien parlé de l'aliénation mentale chez les détenus ; ils ont bien parlé de la phthisie que l'on voit se développer dans les maisons centrales; mais ils n'ont fait absolument que d'effleurer certaines autres affections qu'ils ont bien signalées comme fréquentes, mais sans s'y arrêter, englobant ces diverses maladies sous la rubrique bien générale et bien vague de « maladies de misère. »

La bibliographie de cette question est bien peu chargée par conséquent et aucun ouvrage saillant ne met au courant de ce qu'était la question que nous voulons étudier. Nous marcherons donc dans cette étude avec l'hésitation inévitable dans toute étude nouvelle. L'interprétation des faits et les conclusions pourront peut-être dans certains cas paraître hardies, mais nous tenons surtout à dire que nous avons voulu poser des jalons qui devront servir plus tard à guider ceux que cette étude pourra intéresser. Nous nous dispenserons d'ailleurs le plus souvent de commentaires, voulant rester dans le rôle de simple observateur et de fidèle rapporteur.

Quoi qu'il en soit, il est de notoriété bien avérée pour tous ceux qui connaissent les prisons, telles qu'elles sont en France, que les individus incarcérés ne jouissent pas d'une aération et d'une alimentation suffisantes, en un mot, d'une hygiène très rationnelle. Il n'est donc pas étonnant que ce vice d'aération et d'alimentation, joint aux conditions morales au milieu desquelles vivent les prisonniers, entraîne chez eux un certain nombre de maladies. Comme ils vivent tous de la même vie, rien d'étonnant non plus que l'on observe souvent chez eux le même genre d'affections.

Les maladies que l'on observe chez les gens dont nous parlons sont pour la grande majorité des « maladies de misère. » Cet état particulier à certaines conditions, nous proposons de lui appliquer le nom de « cachexie des prisons. » Plus loin nous discuterons la valeur de ce mot. Pour le moment, il nous semble rendre assez bien l'idée que nous nous faisons de ces divers états morbides causés par le séjour des prisons.

La question de l'étiologie est, et doit être le chapitre principal de ce travail, puisque nous croyons avoir remarqué que les mêmes causes amenaient presque invariablement les mêmes effets.

Ce qui en outre donne un cachet spécial à ces diverses maladies, c'est qu'elles s'adressent le plus souvent, sinon toujours, aux mêmes systèmes, aux mêmes organes. La cachexie des prisons s'attaque au tissu cellulo-adipeux, au tissu muqueux et surtout au tissu ganglionnaire. Comment expliquer que cela se passe ainsi? Et pourquoi cela est ainsi? Nous l'ignorons et il ne nous est pas permis d'y répondre pour le moment; ce que nous pouvons affirmer, c'est que ce que nous rapportons est l'expression de la vérité, le résultat de l'observation d'un grand nombre de malades. A d'autres plus expérimentés de donner une réponse à nos questions.

Nous étudierons donc surtout la question clinique, puis la question étiologique. Le traitement découlera naturellement de ce que nous aurons dit à la question d'étiologie.

### DIVISION DU SUJET.

Nous avons divisé notre sujet en un certain nombre de chapitres.

Dans le premier, nous donnerons un aperçu succinct des travaux qui ont pour but l'hygiène ou les maladies du prisonnier, nous tâcherons de montrer que dans ce cas anémie et cachexie ne sont pas synonymes; nous donnerons une définition de la cachexie, en appropriant ce mot aux maladies particulières que nous décrivons; enfin, nous comparerons la cachexie des prisons avec certains états présentant une certaine ressemblance : l'anémie des mineurs, des gens de mer, de couvents, des jeunes militaires, des gens à passions tristes.

Le chapitre II traitera de l'étiologie de la cachexie des prisons. Et à ce propos nous devons donner un aperçu de l'existence du détenu dans les maisons pénitentiaires, faire connaître comment il mange, comment il respire, comment il prend de l'exercice, comment il travaille, dans quelles conditions morales il se trouve, sera faire une grande partie de la question de pathogénie et une des preuves de la facilité très grande que le prisonnier offre à contracter les maladies de misère.

Dans cette question d'étiologie nous devons tenir compte de l'état de santé antérieur de l'individu qui, s'il est déjà en possession d'un diathèse, offrira une prise plus grande et plus facile à la maladie.

Dans le chapitre III, nous ne ferons que mentionner les formes de la cachexie des prisons, leur manière d'être et leur physionomie générale.

Le chapitre IV traitera de la symptomatologie, de ses diverses formes, avec leurs caractères.

Le diagnostic dont nous parlerons dans le chapitre V sera simple, puisque la maladie a par elle-même un mode spécial de naître et de se comporter qui fera éviter les erreurs. Néanmoins nous dirons un mot des affections générales ou locales qui de près ou de loin, se rapprochent de la cachexie.

Le chapitre VI sera consacré au pronostic qui forcément doit varier avec les conditions d'âge du sujet et d'intensité de la maladie.

Incidemment nous ferons remarquer l'influence de la détention sur la marche des diathèses et la résistance que présentent à l'intervention chirurgicale les gens détenus.

Enfin nous donnerons dans un dernier chapitre les quelques formules de traitement que nous avons vues le mieux réussir.

Comme on peut le voir, nous délaissons le côté purement scientifique de la question. Nous n'ignorons pas qu'il eût été intéressant de faire le dosage des principes du sang à diverses périodes de la détention et de la cachexie, d'en compter les globules blancs et les globules rouges, de doser et analyser l'air que respire le détenu, enfin de faire de la question une question éminemment scientifique. Certes le sujet prêtait beaucoup à ces développements.

Mais nous avons cru devoir pour le moment nous en tenir purement et simplement au côté clinique et au côté étiologique, nous réservant plus tard, alors que la question sera un peu mieux approfondie, de revenir sur cette étude et de compléter par là notre premier essai. D'ailleurs les deux points que nous traitons sont suffisamment importants pour constituer à eux seuls un travail sérieux.

On s'étonnera peut-être aussi de ne pas voir figurer plus d'observations suivies d'autopsies, et l'on pourra nous accuser d'avancer des idées non prouvées. Mais à cela nous devons répondre deux choses : d'abord nous l'avons dit et nous tenons à le répéter, l'étude de ces maladies n'est pas encore faite et ce sont des jalons que nous cherchons à poser pour faciliter les observations. Ensuite nous avons eu très peu de cas terminés par la

mort, ce qui semblerait nous donner raison quand :
1° nous concluons que c'est la détention qui est la cause
de cette cachexie et la prison seule ; 2° le traitement que
nous conseillons ne serait pas mauvais, puisque la
majorité de nos malades est partie guérie.

———

# CHAPITRE PREMIER.

### DÉFINITION.

Les différents auteurs qui ont décrit la cachexie en
général, n'ont pas toujours été d'accord pour la définition de ce mot. La confusion qui a régné tient à ce que
les uns prenaient l'effet pour la cause et le symptôme
produit pour la maladie qui l'engendre. Pour M. Raynaud (1), la cachexie exige un certain nombre de phénomènes marchant associés ensemble : ce n'est pas une
maladie, mais le résultat ou le but terminal d'une maladie. Pour M. Bazin (2) la cachexie est la période ter-

(1) Raynaud, Dict. de méd. et de chir., art. Cachexie.
(2) Bazin, Leçons sur la scrofule.

minale et fatale des maladies constitutionnelles, dont
les formes bénignes ne sont pas suivies de cachexie.
Tous les phénomènes qui la composent sont l'expression
directe de la maladie parvenue à son dernier période.
Elle n'est pas plus l'expression symptomatique d'une
lésion du sang, qu'elle n'est la traduction symptomatique d'une altération d'organes ou d'un système d'organes. Dans la cachexie, toutes les fonctions contribuent
synergiquement, chacune dans la mesure qui lui a été
assignée, à la destruction progressive de l'individu.

Telle est, en peu de lignes, l'idée que se font les
auteurs modernes de la cachexie. Mais à prendre le
mot, dans son sens étymologique propre et en en géné-
ralisant moins l'application, nous voyons que le mot
cachexie (κακος ἕξις) entraîne le sens de mauvaise condition, mauvais état. Et l'adaptation que nous proposons d'en faire à certains états morbides plus souvent
observés dans les prisons, peut être acceptée facilement.

On décrit un certain nombre de cachexies, se rappor-
tant à des maladies différentes, dont elles constituent
un symptôme ou un période : ainsi, ce que l'on décrit
sous le nom de cachexie cardiaque, c'est l'état ultime
où se trouve le malade en proie à l'asystolie, brisé et usé
si l'on peut dire ainsi, par les secousses successives et
débilitantes de son affection. La cachexie syphilitique
n'est-elle pas l'expression dernière de la diathèse, alors
que le malade a passé par les phases les plus graves du
mal vénérien ? Et de même pour la cachexie tuberculeuse, pour la cachexie cancéreuse. C'est la dernière pé-

riode de la maladie, engendréé par la succession et la coïncidence de symptômes graves.

Mais ne pourrait-on pas faire du mot une application moins générale et *moins grave*, et l'adapter à certains états qui se présentent à nous avec des symptômes ressemblant beaucoup à ceux des cachexies. La pathogénie même des cachexies en général est, en bien des points, identique à celle de l'état particulier que nous décrivons chez les prisonniers : déperditions de toute nature, absence de réparation tenant soit aux vices de l'alimentation, soit à l'imperfection des fonctions assimilatrices et de la crase sanguine, soit à l'insuffisance de l'hématose, de l'aération, enfin viciation du sang par l'introduction de substances nuisibles, toxiques ou pathologiques. Tels sont, pour M. Raynaud, les éléments principaux auxquels paraît devoir être ramenée la pathogénie des cachexies. Si, à ce résumé, on ajoute les impressions morales et le défaut d'exercice en plein air, on aura toute la pathogénie que nous attribuons à la « cachexie des prisons ».

Pour nous, nous entendons par cachexie un état de *misère physiologique extrême*, qui se traduit par un certain nombre de symptômes, toujours les mêmes quand ils s'adressent au même système d'organes et qui succèdent à des causes toujours les mêmes. Les symptômes principaux qui ne manquent presque jamais et qui, à eux seuls suffiraient, d'après Bazin, à constituer une cachexie, sont les suivants : 1° Intégrité des fonctions intellectuelles qui, en effet, ne sont jamais atteintes ; 2° état variable des fonctions respiratoires et circulatoires ; 3º diminution graduelle de l'appétit s'accompagnant le plus souvent de diarrhée ou de lientérie ; 4º sécheresse de la peau ou sueurs colliquatives. Outre cela, les téguments prennent une teinte jaunâtre, sale, rappelant assez bien celle des cancéreux, les sueurs, quand elles existent sont une cause nouvelle d'affaiblissement ; 5º amaigrissement, atrophie progressive, émaciation, marasme, contrastant avec les infiltrations séreuses générales ou partielles que l'on remarque le plus souvent aux membres inférieurs, aux malléoles ou à la face. Une des formes particulières de cachexie que nous décrirons consiste simplement en un œdème des membres inférieurs et de la face, ne s'accompagnant pas de la présence d'albumine dans les urines, sans lésion cardiaque et cédant assez rapidement au repos, à une bonne alimentation et à une aération plus convenables ; 6º état de souffrance et d'anxiété plus ou moins grandes, s'expliquant, ainsi que la dépression considérable des forces et les syncopes par l'état de misère physiologique dans lequel vivent les prisonniers ; 7º la fièvre hectique qui, dans toutes les cachexies, est un des symptômes dominants et presque pathognomoniques, manque souvent dans la « cachexie des prisons ».

Tous ces symptômes se rencontrent dans les cachexies avec une prédominance plus ou moins marquée de l'un ou de l'autre, mais, par leur réunion, ils constituent cet état particulier et grave de certaines maladies. Mais ce qui distingue l'affection dont nous voulons parler des états auxquels succèdent les cachexies en général : cardiaque, cancéreuse, tuberculeuse, syphilitique, etc.,

c'est que, dans ces dernières maladies, la cachexie est
la période terminale, causée par la maladie elle-même
qui l'a engendrée, et se termine généralement, pour ne
pas dire toujours, par la mort, tandis que l'état particulier que nous décrivons chez les gens enfermés n'est
que transitoire, passager, succède bien à un état général défectueux, mais se termine rarement par la mort.

Le retour aux conditions hygiéniques normales
amène presque toujours la guérison.

C'est ici que l'on pourra nous dire que ce que nous
voulons appeler « cachexie » n'est, à proprement parler, que de l'anémie, comme en présentent beaucoup
d'individus se trouvant dans des conditions identiques
à celles de nos prisonniers. A cela nous répondrons,
avec M. Raynaud (1), anémie et cachexie ne sont pas
synonymes : ce qui caractérise une anémie, c'est une
modification spéciale dans la constitution du liquide
sanguin et c'est cela uniquement. Sans doute, il entre
dans toute cachexie un certain degré d'anémie, mais
celle-ci est insuffisante pour constituer la cachexie.

L'anémie peut exister sans cachexie : il est vrai, qu'à
la longue elle pourra en amener l'apparition, mais seulement lorsque, à la déperdition d'un ou de plusieurs
des éléments du sang, se seront jointes des altérations
profondes dans la nutrition générale. Et de fait, sans
vouloir donner aux maladies que nous étudions le nom
d'anémie, nous pouvons dire qu'il y a plus que cela,
mais que c'est de l'anémie ganglionnaire ou de la mu-

_______

(1) Raynaud, in Dict. de méd. et de chir., art. Cachexie.

queuse que résulte la cachexie spéciale que nous décrivons. En outre, l'anémie ne se présente pas avec ce
cortège de symptômes que nous avons décrits. Dans la
première, la coloration des téguments a cette teinte
cireuse pathognomonique; dans la seconde, la peau est
terreuse. Les lipothymies, syncopes, le bruit du souffle
vasculaire, la décoloration des muqueuses que l'on observe chez les anémiques n'existent pas chez les cachectiques et combien d'autres symptômes ! Sans nul doute,
comme nous le disons plus haut, l'une peut amener
l'autre et l'amène bien souvent; mais cachexie et anémie
ont peu de ressemblance et, dans le cas que nous étudions, il n'y a pas de confusion possible ; l'une dépend
de l'autre. Ceci nous amène à parler des états similaires,
observés chez certaines personnes dont les conditions
de vie se rapprochent à un degré quelconque de celles
des prisonniers. Ainsi, récemment encore, les gens qui
voyageaient sur mer, n'ayant pas une nourriture suffisamment saine et renouvelée présentaient des maladies
spéciales : scorbut, dysentérie, etc. De même pour les
gens enfermés dans les couvents, qui, outre une alimentation défectueuse au point de vue de la qualité et de
la quantité, n'ont pas un exercice suffisamment répa-
rateur. Quelle est la cause de ces amaigrissements, de
ces adénites sous-maxillaires, de ce dépérissement général que l'on observe chez les personnes à idées tristes ?
n'est-ce pas un changement de vie, un défaut de répara-
ration ? Enfin la fameuse adénite des jeunes soldats, at-
tribuée par les uns au frottement du col, par d'autres
aux courants d'air contractés dans les guérites, qu'est-ce

donc ? On a remplacé les cols raides de l'uniforme par la vareuse souple de laine, on a supprimé à peu près les guérites et pourtant l'adénite cervicale existe toujours chez les jeunes soldats. Ne faut-il pas voir plutôt dans cet accident local une manifestation évidente d'un état fâcheux amené par le surmenage, la mauvaise aération des chambres de caserne, la nourriture insuffisante en quantité et qualité, la nostalgie chez de jeunes hommes habitués jusqu'alors à la vie active des champs, compensée et soutenue par une nourriture saine et abondante ? Le même raisonnement, nous pourrions le tenir pour les ouvriers qui vivent en atelier et ceux qui travaillent en plein air ; pour les mineurs ; et enfin pour tous ceux qui n'ont pas une aération et une alimentation suffisantes au point de vue de la quantité et de la qualité.

Donc, pour nous, cette insuffisance des principes élémentaires et nécessaires de la vie constitue et amène un état particulier et défectueux, dont l'ensemble des symptômes est identique à ceux donnés pour la cachexie. Nous allons voir dans le chapitre suivant quelle est la pathogénie de cette cachexie spéciale, à laquelle nous donnons le nom de cachexie des prisons. Mais nous avons voulu montrer que ce que l'on appelait jusqu'alors anémie des gens de mer, adénite cervicale des jeunes soldats était peut-être faussement dénommé, car ce ne sont guère que des états transitoires que le changement de vie modifie rapidememenl. De même pour les prisons, on a décrit l'anémie des prisons ou l'adénite des prisonniers. Nous allons tâcher de démontrer ce que cette dénomination a de faux, car l'anémie n'est pas la cachexie, mais cette dernière en dépend le plus souvent.

## CHAPITRE II

### PATHOGÉNIE.

Ce que nous sommes convenus d'appeler « la cachexie des prisons » ne se voit jamais, ou du moins, bien rarement dans les hôpitaux civils. Les hôpitaux militaires nous offrent des exemples de ces adénites cervicales, qui, pour nous, ne sont plus le fait de frottement du col raide de l'uniforme ou du courant d'air des guérites, mais résultent comme nous le disions, d'une sorte de cachexie particulière, de défectuosité de l'hygiène survenant chez des gens habitués à une toute autre existence. Quelle est donc, pour les prisonniers, la cause génératrice de cet état particulier, et que l'on rencontre dans des proportions assez considérables pour attirer l'attention.

Il sera bon, pensons-nous, pour éclairer un peu cette question de pathogénie particulière, de donner un aperçu de la manière de vivre de ces hommes qui se trouvent dans des conditions spéciales.

Tous les prisonniers sont soumis au même régime alimentaire, qui se compose d'un déjeuner et d'un diner. Le régime ordinaire comprend deux sortes de rations savoir :

1° La ration maigre délivrée les lundi, mardi, mercredi, vendredi et samedi;

2° La ration grasse délivrée le jeudi et le dimanche.

La ration maigre consiste en : un déjeuner composé d'un demi-litre de bouillon, dans lequel il entre une quantité de 40 grammes de légumes verts ou secs, ou 15 grammes de graisse. Le dîner est composé d'un tiers de litre de légumes secs ou de pommes de terre ou de riz fricassé. Les légumes servant pour les dîners, sont alternativement composés de haricots, lentilles, pois, riz et pommes de terre. Voilà la nourriture que reçoivent cinq jours sur sept les hommes soumis au régime pénitentiaire. La quantité de pain distribuée par jour à chacun des détenus est de 775 grammes. Le jeudi et le dimanche sont jours de régal pour eux. C'est la ration grasse qui leur est donnée : le déjeuner est composé d'un demi-litre de bouillon dans lequel on fait entrer 225 grammes de viande ; enfin 125 grammes de bœuf constituent le dîner de ces deux jours.

Pour les hommes soumis au régime de punition, ils reçoivent uniquement un litre de bouillon.

Ajoutons pour terminer ce qui a trait à l'alimentation, que jamais il n'est distribué de vin. Il est vrai de dire que l'on autorise dans l'intérieur de la maison la vente de quelques produits alimentaires et que deux jours par semaine, les parents sont admis à faire passer aux détenus quelques aliments. Mais combien parmi ceux qui sont enfermés ont des ressources suffisantes pour se payer cet excédant de nourriture, et combien reçoivent des visites ? Evidemment le nombre en est relativement restreint.

Le travail est obligatoire pour tous les détenus, excepté pour ceux condamnés à la suite de délits de fraude.

Le travail occupe ceux qui vivent en commun neuf heures par jour, et ils ont au maximum deux heures de récréation réparties dans la journée.

Le repos du dimanche, est scrupuleusement observé dans les prisons et les ateliers ne sont pas ouverts.

Les hommes qui subissent leur peine en cellule, suivent le même régime, et ils ont deux fois par jour une demi-heure, pendant laquelle ils sont placés dans de petites cours où ils peuvent se promener.

Telle est la vie que mène chaque jour l'individu enfermé dans une maison pénitentiaire ; telle est sa nourriture pendant tout le temps de son incarcération. Ajoutons à cela, que si le plus souvent les travaux auxquels il est astreint ne sont pas très pénibles, il en est cependant quelques-uns qui ne sont pas également faciles, inoffensifs.

L'atelier, par exemple, où l'on fait la mise en couleur des papiers avec du chromate de plomb, ou du ferrocyanure de plomb, doit toujours avoir une température d'au moins 40°, afin de faciliter le séchage ; l'atelier du lissage des papiers est également très redouté des détenus, parce que pour manœuvrer la lisse, il faut déployer une force assez considérable.

Les condamnés qui mettent en sac la poudre de tripoli, et ceux qui confectionnent les plumeaux sont constamment exposés à respirer des poussières malsaines. Certes les ateliers sont grands et aussi bien aérés que possible, mais l'agglomération est toujours grande.

M. le D^r Motet, médecin à la prison des Jeunes Détenus, nous a signalé avoir observé dans cette maison, un certain nombre de cas d'adénites cervicales, survenues à la suite d'ingestion exagérée d'eau. Ces adénites auraient disparu après l'interdiction de l'usage de ces eaux, remplacées par une boisson composée.

Voilà pour les conditions matérielles, physiques, au milieu desquelles vivent les condamnés; voyons quelles sont les conditions morales. Elles sont très variables. Les uns (et il faut bien l'avouer, c'est presque la majorité) ne se plaignent pas trop de ce genre de vie, qui, pour beaucoup n'est pas nouveau. Ils acceptent tout, on pourrait presque dire, philosophiquement. Combien sont heureux de trouver un abri et une nourriture assurée, sans avoir la préoccupation de les chercher ! Ce sont ceux que, dans le langage de ces maisons, on appelle les abonnés, gens qui, fort au courant du Code pénal, commettent un délit quelconque pour trouver à vivre, alors que toutes leurs ressources ont été dévorées par la débauche ou qu'il n'ont plus le courage de travailler. Ceux-là sont des membres gangrénés que l'on pourrait avec avantage écarter de la société. Chez ces gens, qui ont à leur actif huit, dix condamnations et plus, il ne faut pas espérer trouver le sens moral. La prison, pour eux, est bien souvent un lieu de refuge où ils sont poussés par la débauche, la paresse. Suffisamment instruits pour côtoyer la cour d'assises, sans y tomber, ils redoutent surtout les maisons centrales où le régime beaucoup plus sévère et dur, ne leur laisse pas ce semblant de tranquillité qu'ils trouvent dans les prisons de Paris, auquel ils s'habituent facilement.

Mais à côté de ces piliers de prison, qui cherchent souvent, plutôt qu'ils n'évitent la captivité, il y a une autre catégorie d'individus, gens *nouveaux* dans le vice ou malheureux, pour lesquels la prison se montre avec toute sa sévérité, surtout avec la honte qui en découle. Pour ceux-là, dont l'éducation a été plus soignée, chez lesquels tout sentiment d'honnêteté n'est pas perdu, et qui ont encore conscience d'eux-mêmes, quelles souffrances morales doivent s'ajouter aux souffrances physiques ! Et qu'y a-t-il d'étonnant que certains individus chez lesquels cette peine infamante a détruit toute espérance de rentrer dans la vie commune, poussés par le désespoir et la honte, qu'y a-t-il d'étonnant, disons-nous, que ces hommes en arrivent au suicide ? Nous nous étonnons même que, étant donné le nombre de condamnés, il n'y ait pas plus de morts volontaires.

Ces hommes dont nous venons de parler, qui subissent leur peine, autant moralement que physiquement, est-il étonnant de les voir devenir malades ? L'ennui, la tristesse, le désespoir, l'inquiétude, la honte, venant en aide aux conditions hygiéniques, ne peuvent qu'amener un état de maladie. Car on n'en est plus à démontrer la désastreuse influence qu'exerce le moral sur le physique, et réciproquement. Une troisième catégorie d'individus est celle de gens qui, moins profondément atteints moralement que les derniers, dont nous venons de parler, le sont cependant plus que les premiers (1). Ces gens là, sont en général des individus dénués d'intelligence, qui sont absolument comme hébétés par le régime pénitentiaire et le subissent machinalement, ayant presque totalement perdu la notion du moi. Toujours tristes, découragés, ils vivent en quelque sorte d'une vie animale, ne prenant plus souci d'eux-mêmes. Ce sont ceux-là qui, si leur détention est plus ou moins longue, finissent par l'idiotisme, la démence, le délire de persécution. Mais avant d'en arriver à ce dernier degré, ils ont passé par les diverses maladies qui atteignent les prisonniers. Là encore les passions tristes sont venues s'ajouter aux conditions hygiéniques défavorables et ont exercé sur le physique et la santé générale de l'individu leur terrible influence.

Enfin, il faut ajouter que dans l'étiologie, la masturbation et la pédérastie tiennent une très grande place. Les prisonniers se livrent à ces deux vices avec une fréquence déplorable ; et l'influence qu'ils exercent sur la santé de ces individus est énorme et joue un très grand rôle

Là se posent plusieurs questions intéressantes à plus d'un point. Quels sont les gens atteints ? Pourquoi ceux-

(1) Observations III et IV.

ci et pas ceux-là ? Au bout de combien de temps la cachexie fait-elle son apparition ?

En réponse à la première de ces questions : Quels
sont les gens atteints, on peut dire, qu'en thèse générale, tous les individus incarcérés pendant un certain
temps, peuvent être affectés de cachexie. Mais il est de
toute évidence qu'il y en a qui y sont bien plus prédisposés que d'autres, et qui en quelque sorte apportent
avec eux cette prédisposition.

Le régime de la prison étant le même pour tous,
*tous peuvent* être atteints, mais il y a des degrés variables, sous le rapport de l'intensité et de la rapidité d'invasion, degrés qui varieront avec l'état de santé antérieure et la durée plus ou moins longue de l'incarcération et surtout aussi avec l'âge. En effet, cette cachexie
atteindra plus facilement l'enfant que l'adulte, et plus
celui-ci que le vieillard, car la question de tempérament
et de susceptibilité ganglionnaire, si on peut dire, suit
cette gradation des âges.

Il est aisé de comprendre que ceux qui arrivent en
possession d'une diathèse, seront les premiers exposés
aux atteintes de la cachexie. La tuberculose, la scrofule,
la syphilis, l'alcoolisme qui sont déjà des maladies de
misère, sont la meilleure prédisposition qu'apportera
l'homme avec lui. Et combien de ces malheureux qui
viennent subir leur peine en prison, sont déjà des tuberculeux, des alcooliques, des scrofuleux ou des syphili
tiques ? Le nombre en est très grand, rien d'étonnant
donc que, étant données ces conditions antérieures
mauvaises, auxquelles vient se joindre la vie ordinaire

de ces maisons de punition, nous ayons été à même de constater la fréquence de cette cachexie particulière.

Mais nous devons faire remarquer que beaucoup des gens atteints de cette maladie spéciale n'étaient en possession d'aucune diathèse à leur entrée dans la maison. On doit rendre responsables le régime défectueux et les conditions morales au milieu desquelles ils vivent. De même que, parmi ceux qui arrivaient tuberculeux ou scrofuleux nous en avons trouvé beaucoup aussi qui sont restés, durant tout le temps de leur détention, absolument indemmes de toute atteinte.

Il y a donc certainement lieu de tenir compte d'une résistance plus ou moins grande, qu'oppose un certain nombre d'individus aux attaques de la maladie, résistance qui, d'ailleurs est encore inexpliquée. Une autre condition qui a aussi sa valeur, c'est l'accoutumance à ce genre de vie qu'offrent les prisonniers. Par accoutumance, nous voulons désigner la facilité plus ou moins grande de certaines constitutions à se plier au régime qui leur est fait. Il est donc intéressant de savoir, en combien de temps la maladie parcourt son période, qui se termine par la cachexie particulière que nous étudions. L'accoutumance varie presque avec chacun des individus (1). Tel détenu qui se présente fort et vigoureux à son entrée en prison, deviendra, au bout d'un mois ou six semaines, porteur d'énormes masses ganglionnaires à la région cervicale ; et, à côté de lui, un voisin d'apparence maigre et chétive subira trois mois,

_______

(1) Observations I et II.

cinq mois et plus de détention, sans avoir jamais à se plaindre de sa santé. D'où viént donc cette différence chez deux individus vivant de la même vie? Nous devons peut-être invoquer les questions d'âge, mais on pourrait dire peut-être aussi, pour l'homme d'apparence souffreteuse que son organisme, habitué à la misère physiologique, est moins directement frappé par le régime de la prison; que son appareil, habitué déjà à souffrir, ressentira moins vivement les défectuosités du milieu où il vit. Quant à celui qui, fort et robuste se trouve atteint si rapidement, c'est peut-être le changement brusque qui le fait succomber. Mais tout cela n'est qu'hypothèse et on ne peut jusqu'à présent que constater un fait, dont on est témoin chaque jour. Nous avons vu des tuberculeux avérés, des scrofuleux, des alcooliques, des syphilitiques accomplir six et sept mois de captivité et ne jamais subir les atteintes de la cachexie. Disons incidemment que les diathèses n'ont pas paru sensiblement modifiées dans leur marche par le séjour de la prison.

Nous pensons donc qu'il faut à chacun un certain temps, pour arriver au degré d'accoutumance, qui, une fois atteint, permettra à l'individu de rester indemme pendant le reste de sa détention. Pour les uns, le degré d'accoutumance est difficile à atteindre, et plus ou moins long; pour d'autres, il est rapidement atteint et conservé.

Il est donc difficile de préciser le moment auquel la cachexie fait son apparition, Mais en thèse générale, on peut dire que la rapidité de l'invasion est en raison directe de la prédisposition de l'individu, de son âge, de son état, de sa santé antérieure et de la plus ou moins longue durée de la captivité. On comprend facilement qu'un prisonnier, arrivant déjà affaibli et par la maladie, et par de la prison préventive ou antérieure, se fera plus difficilement qu'un autre au régime de la prison et par cela même, offrira une prise bien plus grande à la maladie que nous étudions. Ne pouvant réparer ses pertes, il ira s'affaiblissant de plus en plus et tombera victime de la cachexie. Il est bien évident aussi qu'un scrofuleux aura une facilité toute particulière à être atteint, et cela avec une rapidité très grande. En très peu de jours, son système ganglionnaire sera pris ; et de même pour les diathésiques.

Enfin, en dehors de ces cas d'individus arrivant avec une prédisposition marquée à la cachexie, il en est d'autres bien nets, de gens arrivant en bonne santé et qui tôt ou tard sont atteints.

Quels sont les organes ou les systèmes les plus souvent touchés ? Quelles sont les lésions que l'on trouve ? Il serait peut-être hardi de dire que ce sont toujours les mêmes organes ou les mêmes systèmes qui sont intéressés dans la cachexie des prisons , que ce sont toujours les mêmes et rien que ceux-là. Mais nous pouvons dire, en nous basant sur l'observation des faits, que la maladie s'adresse le plus souvent aux mêmes systèmes. Nous citerons particulièrement et nous pouvons dire déjà que les trois systèmes le plus souvent atteints sont : les systèmes ganglionnaire, cellulo-adipeux et muqueux. Presque invariablement, sinon toujours, c'est de ce côté que se révèle la cachexie. Et ce n'est pas toujours à la maladie d'un seul de ces systèmes que l'on a affaire, le même sujet peut être pris par le tissu ganglionnaire et par le tissu muqueux.

Maintenant, pourquoi les tissus cellulo - adipeux, muqueux et ganglionnaires sont-ils ceux que la maladie attaque le plus fréquemment ? Est-ce, parce que ces appareils par leur constitution, sont plus facilement touchés par les maladies de misère ? Peut-être est-ce là une explication, mais qui n'est pas suffisante assurément et ne donne pas la solution du problème. Là encore comme dans d'autres points de ce travail, nous devons rester dans l'incertitude, précisément à cause de la nouveauté de la question que nous abordons, et parce que le champ des recherches n'a pas encore été suffisamment exploré. Nous devons donc nous contenter de signaler des faits que nous avons observés bien des fois ; d'autres peut-être plus expérimentés donneront une réponse à ce desideratum.

En résumé, nous pensons que les causes qui amènent la cachexie des prisons, sont multiples. Elles résident dans la défectuosité des conditions matérielles et morales au milieu desquelles vivent les hommes soumis au régime pénitentiaire. En premier lieu, l'air, cette condition indispensable de la vie de tous les êtres, est insuffisant, trop peu souvent renouvelé et trop confiné pour certains qui subissent leur peine en cellule. L'exercice, condition non moins importante à la santé, est presque complètement remplacé soit par les travaux durs et malsains des ateliers, soit par une vie beaucoup trop sédentaire dans les cellules.

L'alimentation vient ensuite, et son insuffisance ou sa mauvaise qualité, ne peuvent aider à la réparation des pertes et à la reconstitution des forces. Enfin, les conditions morales de la vie pénitentiaire sont déplorables chez un grand nombre d'individus et ne contribuent pas peu aux atteintes des maladies.

Ici se place une question intéressante, à savoir si avec le système mixte des prisons, tel qu'il existe aujourd'hui, la proportion des maladies est plus grande chez les hommes subissant leur peine en cellule, ou chez ceux qui la subissent en commun.

Il nous a paru que l'un et l'autre fournissaient une quantité à peu près égale de malades, mais il ne faut pas oublier que, si les prisonniers en cellules ont moins d'air respirable et par le fait de la cellule même, et par le temps de récréation dans les cours, ces gens en sont le plus souvent à leur première condamnation. En général ils sont moins fatigués et usés par la débauche et les vices, par les maladies antérieures et ils n'ont pu encore acquérir dans d'autres prisons la prédisposition à contracter cette cachexie particulière. Mais aussi, ce sont fréquemment des gens d'un ordre social sinon plus élevé, du moins un peu plus éduqué et pour lesquels la privation de la liberté est plus pénible; tandis que les hommes qui vivent du système commun, nous l'avons vu, sont des récidivistes qui en sont à leur troisième, cinquième condamnation, minés par l'alcoolisme ou la syphilis, plus ou moins tuberculeux ou scrofuleux, dont le plus souvent l'organisme est tout disposé à recevoir les maladies. Chez ceux-là, nous l'avons dit aussi, les conditions morales ont peu d'importance, car ils y sont presque complètement insensibles.

---

# CHAPITRE III.

## DES FORMES DE LA CACHEXIE.

La cachexie spéciale que nous appelons «des prisons», nous l'avons dit, se montre sous trois formes principales. Elle s'attaque surtout au tissu ganglionnaire, au tissu cellulo-adipeux et au tissu muqueux. C'est par ordre de fréquence le système ganglionnaire, puis le cellulo-adipeux, enfin, le muqueux que nous voyons se prendre. La maladie spéciale aux jeunes soldats et désignée sous le nom d'adénite cervicale, naissant, disait-on, sous l'influence du frottement du col raide de l'uniforme, ou des courants d'air contractés dans les guérites, peut être comparée à cette adénite cervicale que nous observons chez les détenus. Le col de l'uniforme et la guérite ont été l'un et l'autre incriminés bien à tort, et la preuve la meilleure en est que, aujourd'hui que ce genre d'habillement a été remplacé chez les soldats par la vareuse souple de laine et que la guérite n'existe presque plus, ces jeunes recrues ont tout autant été atteintes d'adénites cervicales. Il faut donc chercher ailleurs une explication de ce fait et, comme nous le disions plus haut, on peut la trouver dans la comparaison à établir avec les adénites des prisonniers. Ce sont les mêmes causes qui produisent les mêmes effets. Chez le soldat comme chez le détenu, c'est le changement de vie, l'alimentation différente et souvent insuffisante, l'existence dans une chambre de caserne ou dans une cellule, l'ennui, enfin, qui doivent être rendus responsables de ces adénites cervicales. Nous pensons que l'anémie très-grande qui résulte, chez beaucoup de détenus, de ce régime, amène l'explosion de la cachexie qui se manifeste par des adénites, des œdèmes, etc., etc.

L'adénite se présente d'ailleurs avec ses caractères ordinaires. Le malade s'aperçoit un jour « d'une petite grosseur, » située soit sous la mâchoire inférieure, soit entre l'oreille et la mâchoire ; puis cette « grosseur » d'ailleurs indolente, n'amenant pas de changement de coloration de la peau, roulant sous le doigt et n'offrant en aucun point d'adhérence solide, augmente bientôt de volume, en même temps qu'une ou plusieurs autres « grosseurs » semblables se montrent dans la même région. Bientôt toutes se réunissent et finissent par former une masse dure, bosselée, sans adhérence et que l'on peut faire remuer à droite et à gauche.

Le nombre des ganglions atteints peut varier beaucoup. Chez les uns, il n'y en a qu'un de pris, chez d'autres, c'est une masse grosse comme une tête de fœtus. Tantôt un seul côté du cou est le siége d'adénites, tantôt elles sont bilatérales et alors la face prend un aspect grotesque ressemblant assez bien à celle de certains singes.

Bien que le cou et la région parotidienne soient les sièges de prédilection de l'adénite, cependant elle peut se montrer ailleurs. C'est ainsi que l'on peut la voir dans l'aisselle, dans l'aine, dans les ganglions mésentériques.

La cachexie à forme ganglionnaire, quel qu'en soit le siège, est rarement très-douloureuse. Tout au plus constate-t-on, quelquefois, un peu de sensibilité.

Il peut arriver, cependant, que le volume et le siège des adénites amènent des phénomènes de compression, soit sur le larynx (1), soit sur la veine cave, suivis de phénomènes de suffocation ou d'œdème; mais ces cas sont rares et peuvent être envisagés comme des exceptions.

La gêne seule et l'existence de cette petite tumeur attirent au début l'attention des malades. La rapidité avec laquelle les ganglions voisins se prennent est assez grande, et il n'est pas rare de voir un individu porteur de ces adénites, dont le paquet ganglionaire atteint le volume d'une grosse orange, en moins de trois semaines. Est-ce à dire que l'adénite évolue chez tous les malades avec la même intensité et la même rapidité? Non, car il en est beaucoup qui n'ont qu'un ou deux ganglions augmentés de volume ; d'autres, dont presque tout le système ganglionnaire cervical est pris. Evidemment,

(1) Observation VIII.

dans ces cas (1), la prédisposition ou le tempérament strumeux jouent un grand rôle.

Comment se comportent les adénites cervicales chez les gens enfermés? Ou bien le ganglion induré se résorbe et disparaît, ou bien il se termine par la suppuration. Ces deux terminaisons ne sont pas également fréquentes, et l'on voit plus souvent disparaître le ganglion, que la fin par suppuration.

Après un temps plus ou moins long, qui varie avec le changement ou le maintien de la situation du détenu, la petite tumeur devient plus molle, se laisse plus facilement déprimer, puis finit par disparaître. Si le malade a quitté soit sa cellule, soit sa vie d'atelier en commun, s'il a pu avoir une alimentation plus substantielle et plus réparatrice, si l'air qu'il respire est plus sain et en plus grande quantité; si, en un mot, il échappe au milieu qui a fait naître chez lui cette maladie du ganglion, la guérison arrivera rapidement. Mais naturellement, si au lieu de cela, il continue à vivre de la même vie, la guérison sera plus longue et ne sera obtenue que très-imparfaitement et à l'aide de toniques et de révulsifs iodés.

C'est surtout dans cette dernière classe d'individus et chez ceux qui portent en eux une grande prédisposition et les caractères du lymphatisme que nous voyons la suppuration terminer l'adénite (2). Un mois, et quelquefois plus, après la première apparition de la tumeur,

(1) Obs. XIV.
(2) Obs. XXIII.

les malades sont pris d'un frisson, indisposés, courba-
turés, et le ganglion commence à présenter un point de
fluctuation qui se propage rapidement. C'est surtout
chez les individus porteurs de grosses masses ganglionnaires que la maladie procède ainsi, et les accidents
généraux sont parfois assez graves. Enfin, la peau devient rouge, luisante, tendue, et si l'on n'intervient par
le bistouri, elle se perfore en un ou plusieurs points,
laissant de vastes décollements. Le pus qui s'échappe
est crémeux et les injections faites dans ces foyers font
quelquefois sortir des lambeaux d'aponévrose morti-
fiée. Les bords de la plaie sont violacés, déchiquetés et
n'ont que très peu de tendance à la réunion.

C'est dans ces cas de vaste adénite, alors que les ganglions sont encore indurés, qu'on a proposé l'énucléation d'un ou plusieurs des ganglions malades, et que
l'on aurait obtenu des succès, l'adénite ne s'étant pas
reproduite ou ayant cessé d'augmenter de volume.
Nous ignorons quelle est la valeur qu'il faut attacher
à ce nouveau procédé, mais nous nous sommes toujours
bien trouvés de la thérapeutique classique. Dès que
paraît l'adénite, la recouvrir de teinture d'iode en ba-
digeons renouvelés chaque jour et envelopper la partie
malade de coton iodé. Donner en même temps des toniques : vin de quinquina, sirop et pilules d'iodure de
fer, huile de foie de morue. Sitôt que la suppuration est
nettement établie, donner issue au pus et passer un
séton filiforme ; injections iodées ou d'eau phéniquée.
Mais ce qui doit être fait au plus vite, c'est de sous-
traire le malade au milieu défectueux, et par une ali-

mentation plus convenable et plus abondante, lui permettre de réparer ce qu'il a perdu, ou la détérioration de
son organisme.

Bien rarement, nous avons vu les adénites, même d'un
volume considérable, résister aux toniques et à une
hygiène bien entendue et suivie pendant un certain
temps.

Les caractères que revêtent les adénites des autres
régions sont à peu près les mêmes que ceux que nous
présentent celles de la région cervicale. Il est cependant
très-rare que l'on y observe la terminaison par suppuration. Pourquoi les ganglions cervicaux ont-ils le
triste privilège refusé aux ganglions des autres parties
du corps ? Il est, néanmoins, une catégorie spéciale de
ganglions que nous avons vus s'enflammer et présenter
une physionomie toute particulière. Ce sont les ganglions mésentériques, qui donnent à la maladie une
allure toute spéciale, que nous n'avons guère observée
que dans les prisons.

C'est en quelque sorte, que l'on nous permette l'expression « un carreau bâtard. » Effectivement, la maladie se présente avec beaucoup des caractères de cette
affection.

En général les sujets atteints de ce que les détenus
appellent dans leur langage « le gros ventre », sont des
hommes encore jeunes, étant presque tous passés par
les prisons et dont les antécédents de santé, néanmoins,
sont bons pour la plupart (1). Après un séjour de

(1) Obs. XV, XVI, XVII, XVI.I.

durée variable dans les maisons pénitentiaires, ces individus s'aperçoivent que leur ventre augmente graduellement de volume et qu'en même temps le reste de leur corps maigrit. Ils ont une petite toux sèche, des sueurs nocturnes, des alternatives de diarrhée et de constipation. Mais ce qui attire surtout leur attention, c'est l'augmentation de leur ventre, et alors ils viennent demander conseil au médecin. A leur entrée dans les infirmeries, il est facile de constater que l'abdomen est tendu, dur et douloureux, seulement par places, la dilatation des veines qui sillonnent la paroi abdominale indique la compression de la veine cave inférieure et l'on remarque aussi l'œdème des membres inférieurs.

Nous avons constaté seulement dans quelques cas un léger empâtement pouvant faire supposer l'existence de ganglions abdominaux. Chez ces malades à gros ventre, l'auscultation est intéressante, en ce sens que, présentant un grand nombre des signes rationnels d'une lésion du sommet : amaigrissement, sueurs nocturnes, fièvre du soir, diarrhée, ces malades cependant ne donnent que des signes stéthoscopiques sans importance. C'est-à-dire que l'on entend aux deux sommets une respiration un peu rude seulement et une expiration légèrement prolongée. Ces gens-là sont-ils des tuberculeux ? Nous ne pensons pas qu'on soit en droit de le conclure ; car le repos prolongé, l'alimentation réparatrice, un air plus sain, font disparaître presque complètement et cette augmentation de volume de l'abdomen et ces signes stéthoscopiques.

Est-ce là le carreau que décrivent les auteurs ? Nous ne le croyons pas. D'abord, le carreau vrai est très-rare chez l'adulte, et il se localise plutôt dans le foie ou les reins. Chez nos malades à gros ventre, les urines souvent examinées n'ont jamais laissé voir aucune altération. Chez l'adulte encore, la phthisie abdominale est souvent constituée par des abcès froids sous le cæcum, ou le foie, ou la rate ou le diaphragme. Le carreau dépend toujours de la scrofule ; c'est une affection chronique. La majorité des malades que nous avons observés n'était pas des scrofuleux et n'avait pas d'antécédents de strume. Les symptômes de cette adénite mésentérique ressemblent bien, il est vrai, en beaucoup de points à ceux du carreau : facies pâle, abattu, languissant ; au début, apyrexie, mais au bout de quelque temps, la fièvre se prononce avec tous les caractères propres à la fièvre hectique, amaigrissement sensible. Le ventre est ordinairement tuméfié dès le début du carreau et contraste avec l'émaciation du reste du corps. En général, il n'y a pas de douleur dans le carreau, ou bien alors elle se déplace.

Ainsi donc, nous voyons que, entre l'adénite mésentérique et la phthisie abdominale, il y a des points de contact et des points de différence. Les symptômes sont souvent les mêmes ainsi que l'étiologie ; l'une et l'autre surviennent à la suite d'une alimentation insuffisante ou de mauvaise qualité, à la suite du manque d'air et de lumière. Mais nous voyons aussi que le terrain sur lequel se développent ces deux affections n'est pas le même. Le carreau naît chez les scrofuleux, ce qui n'est pas la règle pour l'adénite mésentérique. Enfin, la façon dont se comportent ces deux maladies, dont elles se terminent, n'est pas identique non plus. Le carreau se termine après un temps assez long, par la mort, et cela presque toujours. L'adénite des ganglions du mésentère se termine au contraire presque toujours, sinon toujours, par la guérison. Une hygiène convenable, aidée de quelques toniques révulsifs, amène le plus souvent la résolution des ganglions enflammés.

Cette adénite spéciale, nous la considérons comme une des formes typiques de la cachexie des prisons, car on la rencontre fréquemment et elle a une marche, une manière d'être et de finir tellement spéciales, qu'il est impossible de la confondre avec quelque autre maladie. Tous les cas que nous avons vus, et dont nous rapportons les observations, ont été améliorés et guéris après un temps plus ou moins long, et grâce à des moyens hygiéniques et toniques. Tous sont survenus chez des gens de même tempérament, tous ont eu la même marche, tous ont eu la même fin, c'est-à-dire guérison survenue, après qu'on les a eus soustraits au milieu défavorable dans lequel ils vivaient. C'est donc bien là, suivant nous, un des modes de la cachexie des prisons, qui fait sentir ses effets sur les ganglions du mésentère, de même que chez d'autres, elle les fait sentir sur les ganglions du cou ou de l'aisselle. Nous avons dit que la cachexie des prisons s'attaquait non-seulement au tissu ganglionnaire, mais aussi au tissu séreux. C'est ainsi que nous avons été à même d'observer dans les infirmeries de la prison de la Santé des cas assez nombreux d'arthrites à forme rhumatismale, chez des gens n'ayant jamais eu d'atteintes de rhumatisme et qui par leur tempérament y semblaient peu prédisposés (1). Nous avons vu aussi des péritonites localisées ou généralisées, survenant sans autre cause apparente que la misère physiologique. Mais une des affections les plus fréquentes du tissu celluleux, et présentant une physionomie particulière, c'est un œdème que nous ne croyons pas pouvoir mieux caractériser, que par la dénomination d'œdème cachectique. Cet œdème se présente avec des caractères particuliers et survient surtout chez les gens depuis longtemps enfermés. Tantôt primitif, il survient aussi assez fréquemment dans la période ultime de certaines affections, mais ne présente plus alors la même physionomie, que lorsqu'il se montre chez des gens qu'il surprend en bonne santé. Nous reviendrons d'ailleurs dans le chapitre suivant sur ses symptômes et sa manière d'être (2).

Enfin, le troisième système atteint par la cachexie spéciale que nous décrivons, est le système muqueux et comprend les maladies de l'estomac et du tube intestinal ; maladies qui, dans les maisons pénitentiaires, revêtent un caractère à peu près identique à celui observé partout, mais qui néanmoins s'en distinguent par leurs causes, leur processus et leur terminaison.

Nous voyons donc que des trois systèmes anatomiques touchés par cette maladie spéciale, celui qui pré-

(1) Obs. XXIV.
(2) Obs. XX, XXI, XXII

sente le caractère le plus particulier par sa manière d'être et de développement est, de beaucoup, le système ganglionnaire, et que les deux autres sont intéressants par les causes étiologiques. Le tissu ganglionnaire doit-il ce triste privilège à sa plus grande susceptibilité?

## CHAPITRE IV

### SYMPTOMATOLOGIE.

Dans le chapitre précédent, nous avons vu les trois formes que revêt la cachexie des prisons, les trois systèmes auxquels elle s'attaque. Nous avons vu que c'était de préférence au tissu ganglionnaire, qu'elle s'adressait. Et incidemment, nous avons présenté, une vue d'ensemble de la symptomatologie des adénites des prisonniers, symptômes qui ne diffèrent que fort peu d'ailleurs de ceux des adénites que l'on observe communément. L'étiologie et la terminaison sont les deux points importants qui attirent l'attention. Nous avons présenté, et insisté particulièrement sur une forme d'adénite des ganglions mésentériques simulant assez bien le carreau décrit par les auteurs. Nous avons à ce propos discuté rapidement le diagnostic différentiel de ces deux affec-

tions et les raisons qui nous faisaient croire à une adénite mésentérique se développant chez des individus
dans des conditions particulières, évoluant et se terminant d'une manière spéciale et différente du carreau.
Cette adénite mésentérique s'accompagne ou non d'adénite sous-maxillaire ou cervicale ; bien que se développant peut-être de préférence chez des gens jeunes, mais
déjà affaiblis ou par des maladies antérieures ou par
un séjour prolongé dans les prisons et plus prédisposés
que d'autres à la tuberculose, soit par leurs antécédents,
soit par leur nature même, cette adénite mésentérique,
« le gros ventre » disons-nous, a eu dans tous les cas
que nous avons observés une terminaison favorable survenue à la suite d'un changement de milieu, d'une alimentation et d'une aération plus convenables. Les phénomènes stéthoscopiques inquiétants, observés pendant
le cours de la maladie, ont presque complètement disparu. Ce changement d'air et d'alimentation amenant
la guérison de symptômes graves, serait donc encore une
preuve à l'appui de ce que nous soutenons, à savoir que
c'est la vie dans les prisons qui amène un certain nombre de ces maladies spéciales.

Nous avons dit aussi que, quelquefois, bien que rarement, le siège de l'adénite pourrait devenir la cause
de phénomènes de compression, de même que toutes
les tumeurs siégeant au voisinage d'organes creux ou
de vaisseaux. C'est ainsi que nous avons observé des
ganglions enflammés siégeant à la région précervicale
et qui, par leur volume et leur disposition, amenaient la
compression du larynx ou d'un des vaisseaux du cou ;

de même la veine cave inférieure a pu être le siège
d'une compression plus ou moins violente.

Enfin, après avoir parlé de la façon dont naissaient
et se terminaient les adénites, nous avons dit quelques
mots du traitement qu'il nous semble le plus rationnel
d'appliquer, et qui dans ces cas, est surtout hygiénique. Il nous reste à parler maintenant des symptômes
des maladies des autres systèmes : séreux, cellulo-adipeux et muqueux sur lesquels la « cachexie des prisons » imprime son cachet. Nous l'avons déjà dit, ces
maladies n'ont pas, du fait de la prison, une forme spéciale, un processus particulier. Ce qui nous les a fait
ranger parmi les affections que développe l'incarcération, c'est leur façon de naître et de se terminer. Ce sont,
on le voit et nous ne cessons de le répéter, les deux
questions capitales de notre travail, l'étiologie et la terminaison des maladies ; deux questions qui tirent leur
importance du fait du pronostic à porter et qui aboutis-
sent à un traitement simple et rationnel qui consiste,
tout simplement, dans l'observance d'une hygiène natu-
relle et saine.

Les maladies du système séreux, dont on est à même
de voir les cas les plus fréquents dans les maisons pénitentiaires sont des arthrites rhumatismales, des péritonites, et pour le système cellulo-adipeux un œdème
à forme particulière.

Ces arthrites, dont le siège le plus fréquent est dans
l'articulation du genou, surviennent sans cause apparente chez des gens nullement rhumatisants, n'ayant
pas d'antécédents de rhumatismes. Ils se présentent

avec une articulation rouge, douloureuse, gonflée; peu
de symptômes généraux, seulement un peu de fièvre.
Il est vrai de dire que la plupart des gens atteints,
étaient des gens à tempérament lymphatique. Le repos
au lit, le salicylate de soude et des émollients placés
sur l'articulation sont toujours venus rapidement à
bout de ces arthrites, qui ne présentent rien de bien
notable, si ce n'est leur fréquence et les conditions
dans lesquelles elles se développent.

Nous en pourrions dire autant des péritonites que
nous avons observées et qui, bien que moins fréquentes,
se voient néanmoins quelquefois. Tantôt localisées, tantôt généralisées, elles sont remarquables par leur bénignité et la facilité avec laquelle elles cèdent au traitement presque purement hygiénique qui leur a été op-
posé.

Ces arthrites et ces péritonites naissent chez des
gens déjà fatigués et prédisposés par une nature
misérable, sous l'influence du refroidissement qu'ils
éprouvent, en quittant des ateliers très-chauds pour
aller sur les cours ou préaux.

Mais l'affection du système cellulo-adipeux que nous
avons remarquée comme la plus intéressante, et une des
plus fréquentes, consiste dans un œdème siégeant aux
membres inférieurs et à la face, à la presque complète
exclusion des autres régions. Un homme, ayant déjà
fait un séjour assez long dans les prisons, fatigué, affaibli par le régime, s'aperçoit un jour que ses pieds
augmentent de volume. Peu à peu il en arrive à ne
pouvoir plus supporter ses chaussures trop étroites. En

même temps, les jambes, les cuisses grossissent aussi, et au bout d'un temps variable, la face se tuméfie. Le malade a la peau terreuse, sèche, très-peu de fièvre. Il ne mange plus et a tantôt de la diarrhée, tantôt de la constipation. Il se sent très fatigué et ne peut se livrer à aucun travail. En outre, il éprouve une légère dyspnée. Cet œdème, limité très exactement aux membres inférieurs, n'est accompagné d'aucun phénomène du côté des voies urinaires ni du côté du cœur, car l'examen des urines, fait avec soin chaque matin, n'amène jamais la découverte d'albumine. L'auscultation du cœur ne laisse entendre aucun bruit anormal.

Ces malades recueillis dans les infirmeries et laissés au repos, tout en recevant un régime tonique et fortifiant, reviennent à la santé dans un délai très-court ; l'œdème disparaît, les symptômes généraux s'amendent, en même temps que les forces reviennent et que cette teinte terreuse de la peau disparaît. Qu'est-ce donc que cet œdème sans lésion du côté des reins ou du cœur ?

C'est là encore une des lésions les plus typiques des maladies de misère, observées dans les prisons. Nous ne pensons pas que l'on puisse donner à cette affection un autre nom que celui d'œdème cachectique ; car les conditions dans lesquelles il se développe, et la façon dont il se termine sont autant de raisons sérieuses pour appuyer ce que nous avançons. En effet, que voyons-nous ? Dès que les hommes qui sont atteints de cet œdème sont soustraits au milieu défavorable dans lequel ils vivaient, l'œdème disparaît peu à peu, sous l'influence d'un régime reconstituant.

Cet œdème cachectique est, avec l'adénite et surtout l'adénite mésentérique, le type le plus complet des désordres qui peuvent succéder à la vie de réclusion. Quelle est donc la lésion qui s'accompagne, ou donne lieu à cet œdème (1)? Là encore, nous devons mettre un point d'interrogation et faire remonter la cause de ce que nous observons à cette misère physiologique dont nous ne sommes plus à compter les effets. Par quelle suite de faits les malades arrivent-ils à présenter cet œdème qui ne répond à aucune lésion connue et constatée? Nous devons nous ranger derrière notre rôle d'observateur et de rapporteur. Evidemment, il y a une cause directe, une lésion qui nous échappe, mais qui néanmoins doit exister. Nous laissons à d'autres plus expérimentés le soin de donner une explication, car nous avons cherché, sans arriver à un résultat satisfaisant.

Les maladies du système muqueux se développant dans les prisons ou sous l'influence de la vie pénitentiaire, sont: les affections du tube intestinal, embarras gastrique et entérites, les affections pulmonaires, bronchites, etc.

Ici encore, les maladies n'ont de spécial que la façon dont elles naissent et disparaissent. Il est aisé de comprendre que la nourriture insuffisante par la quantité et surtout la qualité, distribuée aux détenus, amène une

(1) Obs. XXI.

rritation de la muqueuse de l'estomac et de celle de l'intestin.

Comme dans tout embarras gastrique, après quelques jours d'inappétence et de malaise, le malade éprouve une vive céphalalgie frontale ; la langue est recouverte d'un enduit blanchâtre, il y a une anorexie complète avec soif ardente. L'épigastre est légèrement douloureux et il survient quelques nausées et vomissements. La constipation est habituelle, ou bien elle est remplacée par de la diarrhée. Quelquefois la maladie revêt un caractère plus inquiétant par l'apparition de fièvre, avec exaspération le soir ; dans quelques cas même, nous avons constaté des taches sur le ventre ou la poitrine, pouvant faire croire à une fièvre typhoïde, tant les phénomènes généraux concomitants ressemblaient à ceux de cette dernière affection. Mais la durée de la maladie, et la facilité avec laquelle elle cédait à un vomi-purgatif et au repos, éclairaient toujours rapidement le diagnostic.

L'entérite, commune chez les détenus et dont la cause est encore la mauvaise qualité des ingesta, revêt quelquefois une forme rappelant le choléra nostras. La diarrhée liquide et fréquente est accompagnée de vomissements plus ou moins abondants, se renouvelant plus ou moins souvent et avec brusquerie. Cette diarrhée anéantit très rapidement les forces du malade dont le visage porte l'empreinte de la souffrance. La fièvre est quelquefois très-vive. Mais tous ces accidents cèdent au repos, à la diète et au laudanum.

Enfin les bronchites ou pleurésies et pneumonies que

nous observons dans les prisons n'ont rien de particulier que leur fréquence.

On a dit que les gens soumis à l'incarcération devenaient phthisiques plus rapidement que d'autres et dans des proportions de nombre plus considérable. La chose est peut-être exacte dans les maisons centrales, où ils accomplissent des périodes d'internement très longues, et où le régime est peut-être encore plus défectueux que dans les prisons ou maisons de correction ; mais dans ces dernières nous n'avons pas remarqué que la phthisie fût plus commune et se développât plus souvent que dans la vie ordinaire. Evidemment les hommes, déjà sous l'influence de cette diathèse, l'ont vue s'accroître ou éclater plus rapidement pendant la détention, mais on ne peut pas accuser, croyons-nous, les prisons d'amener la tuberculose chez des gens bien portants antérieurement. Le régime pénitentiaire donne peut-être un coup de fouet à la diathèse, mais il ne l'engendre pas.

Il est aisé d'admettre que cette maladie, qui a besoin d'être entourée de tant de soins et de précautions, ne se trouvera pas bien du régime des détenus, et s'aggravera.

Les choses, nous l'avons dit, sont autres dans les maisons centrales, où il est de notoriété que la phthisie est une des maladies les plus communes ; on y devient phthisique.

Dans une statistique, faite par nous sur la quantité de malades décédés à l'infirmerie centrale à la suite de tuberculose, nous avons trouvé que sur 950 entrées, cette maladie avait donné 122 cas de mort. Il est donc évident que si la prison n'engendre pas la phthisie, elle donne un coup de fouet à la maladie et peut dans certains cas activer le dénouement fatal.

Pour résumer la symptomatologie des affections que peut engendrer la vie de réclusion dans les prisons, nous dirons que pour les bronchites, pleurésies, pneumonies, entérite, arthrites, etc., etc., les symptômes sont identiques à ceux que l'on observe partout ailleurs. Ce qui nous a engagé à parler de ces maladies plus spécialement et de préférence aux autres, c'est que d'abord, ce sont les plus fréquentes et que nous pensons que c'est véritablement le milieu physiologique au sein duquel vivent les détenus qui engendre ces affections diverses; et ensuite que le caractère particulier qu'il impose à la maladie, outre sa fréquence, est la bénignité et le retour rapide à la santé lorsqu'ils sont soustraits aux causes directes de leur maladie.

Les affections que l'on peut plus spécialement rattacher à la vie de prison, parce que là, elles ont une étiologie, une manière d'être et une terminaison particulières, ce sont les adénites, les adénites mésentériques surtout, les œdèmes que nous appelons « œdèmes sans lésion ». Ces maladies, nous pensons l'avoir suffisamment fait ressortir, ne se présentent guère que dans les maisons de correction, et, nous le répétons, doivent être attribuées aux conditions physiques et morales défectueuses de ces établissements.

Il est d'autres affections que nous observons assez fréquemment dans les établissements pénitentiaires mais qui pourraient être considérées comme des complications plutôt que comme des affections primitives : nous voulons parler surtout du scorbut et du purpura hæmorrhagica, qui sont des altérations du sang, résultant de l'anémie.

Le scorbut, que l'on ne rencontre plus guère sur les navires, a survécu dans les prisons, surtout dans les maisons centrales, où le régime alimentaire est plus défectueux encore. Mais on ne le rencontre guère, nous le répétons, comme affection primitive. En 1870 pendant la guerre, il y eut une épidémie dans les prisons de Paris. On le rencontre surtout chez des individus déjà fort éprouvés par la privation de la liberté et porteurs d'adénites multiples, ou retenus au lit par quelque affection longue et grave. C'est plutôt, dirons-nous, une complication cachectique propre à la maladie. Nous en dirons autant du purpura (1). Cependant nous avons eu l'occasion d'observer deux cas de chacune de ces maladies, développés chez des détenus bien portants et nullement éprouvés encore par la prison.

Malgré cela nous hésitons à les ranger parmi les maladies propres aux prisons. D'ailleurs elles se présentent avec leur symptomatologie habituelle et cèdent rapidement aux toniques et au repos.

Enfin nous avons souvent aussi remarqué une altération du cheveu, encore peu connue. Celui-ci devient lagineux et tombe très facilement. Dès que la santé générale s'améliore, l'état du cheveu s'améliore aussi

(1) Obs. XXII.

et redevient normal. La nutrition du cuir chevelu se fait mal, comme partout ailleurs et là encore on constate le mauvais état général de la constitution.

De même, nous avons observé une altération des ongles, qui deviennent semblables à de la corne et se fendillent.

<hr>

# CHAPITRE V.

### DIAGNOSTIC.

Le diagnostic des affections dont nous avons parlé sera simple en général, surtout pour celles qui appartiennent en définitive au domaine commun, et qui n'ont de particulier que la façon dont elles naissent et disparaissent. Une bronchite est toujours une bronchite et une pleurésie toujours une pleurésie : qu'elles surviennent à la suite de telle ou telle cause, les symptômes que présentent ces diverses maladies n'ont rien qui doive embarrasser le diagnostic, et elles se reconnaitront toujours facilement.

Quant aux adénites cervicales ou mésentériques et aux œdèmes des membres inférieurs, nous en avons déjà dit un mot. Il y a bien des maladies ou des états que l'on peut rapprocher ou confondre avec l'adénite.

Citons les adénites strumeuses, syphilitiques, les oreillons.

Un individu porteur de tous les attributs de la strume ne pourra pas induire en erreur un observateur attentif, car ces individus ont une physionomie particulière qui, à elle seule, peut faire reconnaître le vice de leur organisation. La tête est volumineuse, le nez et la lèvre supérieure sont gros, et se tuméfient surtout à l'époque de la puberté ; la face, souvent d'une pâleur cireuse, rougit à la moindre impression, les yeux, souvent le siège d'une inflammation chronique, ont une expression particulière. Leur enfance a été tourmentée presque toujours par certaines lésions cutanées caractéristiques, ils ont eu des gourmes du cuir chevelu ou des oreilles, des ophthalmies.

Arrivés à la puberté, ils sont souvent atteints d'érythèmes, d'eczémas, d'impétigos, toutes affections cutanées rangées et dénommées par Bazin sous le titre de scrofulides. Chez les scrofuleux, le système lymphatique paraît être le terrain favori où se développe la maladie, au point que leur tempérament a été appelé lymphatique. Spontanément, ou sous l'influence de la moindre excoriation, les ganglions se gonflent et se convertissent en tumeurs plus ou moins dures et bosselées, qui subissent à leur centre la transformation caséeuse, suppurent ; il en résulte des fistules intarissables et plus tard, des cicatrices difformes imprimant aux scrofuleux un cachet ineffaçable.

Les glandes les plus fréquemment atteintes sont les glandes du cou, puis celles du mésentère, des bronches et plus rarement de l'aisselle et de l'aine. Chez ces individus, les muqueuses sont le siège d'inflammations chroniques, surtout la muqueuse des fosses nasales (coryza chronique avec ozène), la conjonctive (blépharite).

Le tissu osseux est affecté de carie, nécrose, de tumeur blanche.

Les viscères sont aussi assez fréquemment atteints : le poumon, de bronchite chronique, de pneumonie caséeuse ; le foie et les reins de dégénérescence amyloïde.

Tel est le tableau résumé des différentes formes que revêt la scrofule.

Mais, est-ce là ce que nous présentent les prisonniers, que nous avons vus atteints d'adénites, et peut-on dire d'eux que ce sont des scrofuleux et non des gens touchés par un mal particulier ?

Non, évidemment, car la plupart, pour ne pas dire tous les symptômes que nous venons d'énumérer, font défaut chez eux. Il leur manque en effet le plus souvent cet habitus extérieur, qui fait reconnaître un strumeux à première vue. Leur enfance n'a pas eu à souffrir de ces mille petites misères propres au lymphatisme. Presque toujours, sinon toujours, ils n'ont pas présenté ces lésions des muqueuses, du tissu osseux ou des viscères. Ils n'ont du scrofuleux que l'adénite. Encore celle-ci évolue-t-elle et guérit-elle d'une toute autre façon chez les détenus que chez les scrofuleux vrais.

Chez les strumeux, la maladie se porte aussi, assez souvent, sur les ganglions mésentériques, et donne lieu à ce que l'on a nommé le carreau. Déjà, nous avons discuté le diagnostic entre cette maladie et ce que nous avons appelé l'adénite mésentérique, le gros ventre. Nous nous sommes efforcé de montrer que ce qui se passait dans les ganglions cervicaux se passait dans certains cas dans les ganglions du mésentère et que dans l'une et l'autre condition on avait obtenu une guérison rapide, ce qui serait en contradiction avec le fait de scrofulose abdominale. Nous n'y reviendrons pas.

Confondra-t-on davantage l'adénite des prisonniers avec les adénites syphilitiques, avec les bubons suppurés ou non ? L'examen et l'interrogatoire du malade suffiront pour lever tous les doutes.

L'adénite, siégeant à la région cervicale ou sous-maxillaire, ne sera pas confondue avec les oreillons ou la parotidite.

Dans l'oreillon, il y a du malaise, de la courbature, de l'inappétence, un peu de fièvre ; le gonflement de la glande occupe les deux côtés de la face, et cela toujours ; la région tuméfiée conserve sa souplesse normale, la peau est blanche, fraîche, souvent il y a de l'angine concomitante ; il y a de la gêne dans la mastication ; tous ces symptômes sont différents dans l'adénite cervicale.

On ne sera pas trompé davantage par la parotidite si l'on se souvient qu'elle est rarement spontanée et ne s'observe guère que dans le cours ou le déclin des fièvres graves ; fièvre typhoïde, fièvres éruptives. La fluctuation arrive rapidement, et la douleur y est assez vive. Ce n'est pas encore ce qu'on observe dans les cas qui nous occupent.

Trousseau, dans ses cliniques, a décrit une affection diathésique qu'il appelle adénie, qui présente quelques points de ressemblance avec certains cas d'adénites multiples. C'est une affection caractérisée par l'hyper-trophie progressive des ganglions lymphatiques super-ficiels et profonds, mais sans qu'il y ait augmentation des globules blancs du sang. Jamais il n'y a d'inflam-mation des ganglions, mais quelquefois hypertrophie concomitante de la rate, du foie et des glandes intesti-nales. On décrit trois périodes dans la maladie : période latente ; période progressive, de généralisation et d'état ; période cachectique.

Dans la première, point de troubles généraux ; dans les deuxième et troisième, anémie sans leucémie, œdème des membres, ascite, quelquefois anasarque ; toux, dyspnée, accès de suffocation par compression des bronches. La durée de la maladie est de dix-huit mois à deux ans et se termine presque toujours par la mort survenant par suffocation ou cachexie.

Tel est le résumé de la description, faite par Trous-seau, de l'adénite. Il suffit pour faire voir, après ce que nous avons dit, que l'erreur est impossible. En effet, la généralisation des adénites est rare chez nos malades, les symptômes généraux bien différents et la terminai-son contraire.

Il est une affection générale qui pourrait être confondue avec ces cas assez rares d'adénites généralisées (1), on lui a donné le nom de leucocythémie, et elle est carac-

(1) Obs. XIV.

térisée anatomiquement par l'augmentation permanente et morbide du nombre des globules blancs du sang. Les altérations portent sur les organes lymphoïdes, rate, ganglions lymphatiques, follicules clos de l'intestin qui sont presque toujours hypertrophiés. Mais ce qui caractérise plus particulièrement la leucocythémie, c'est l'existence de trois symptômes principaux, qui doivent leur valeur à leur réunion. Ce sont : l'altération du sang, l'engorgement des organes lymphoïdes et l'anémie.

L'examen microscopique du sang, dénote une très grande diminution des globules rouges et au contraire une grande augmentation des globules blancs. La rate, avons-nous dit, est augmentée de volume et avec elle, tous les ganglions qui se tuméfient, sans suppurer. En outre, l'anémie est grande et longtemps le symptôme le plus appréciable. Enfin les accidents généraux sont graves et attirent l'attention. La durée de la leucocythémie est indéterminée ; les malades meurent dans le marasme, ou emportés par une hémorrhagie. On ne connaît pas de guérison.

Dans notre adénite des prisons, nous n'avons pas cette réunion des trois symptômes, qui constituent la leucocythémie, et d'ailleurs chacun des trois, pris séparément, n'offre pas ces caractères de gravité et cet accompagnement d'accidents généraux. Enfin l'adénite que nous observons est très rarement mortelle et a une durée déterminée par le séjour plus ou moins prolongé dans les maisons de détention.

Quant à ces œdèmes que nous avons signalés, la

moindre observation empêchera de les confondre, soit avec un symptôme d'une lésion valvulaire du cœur, soit avec l'œdème des affections rénales. L'auscultation démontrant l'intégrité des fonctions du cœur et l'absence de phénomènes généraux (et locaux du côté des reins d'une part et, d'autre part, l'examen des urines qui ne dénote aucune trace d'albumine, l'état général défectueux du malade, sa teinte cachectique, les conditions physiologiques au milieu desquelles il vit depuis un certain temps, et enfin le peu de résistance qu'offre l'œdème, suffiront pour démontrer l'existence d'un phénomène cachectique, se développant dans de certaines conditions.

Ici encore nous ne pouvons nous dispenser d'insister sur le rôle que joue l'étiologie et l'importance du milieu, au point de vue du diagnostic. Ces deux points sont toujours les pivots sur lesquels repose toute la question. Savoir les conditions d'existence des individus soumis à l'observation est déjà un point très important, pour arriver à formuler un diagnostic.

En outre, chacune des affections (adénites, œdèmes), que nous avons décrites, a une physionomie, une étiologie et une terminaison tellement particulières et toujours si identiques à elles-mêmes, qu'il est difficile de les confondre avec une autre maladie.

Nous ne pensons donc pas que l'on puisse trouver de la difficulté dans le diagnostic de ces quelques types particuliers de cachexie.

# CHAPITRE VI.

### PRONOSTIC.

Le pronostic découle de ce qui a été dit dans les chapitres précédents. En formule générale, on peut dire que les affections propres aux prisons (et nous envisageons surtout les adénites, cervicales et mésentériques, les œdèmes simples) ; ces affections, disons-nous, sont généralement bénignes.

Bien entendu, nous comprenons que les malades sont soustraits aux milieux défavorables, et que ceux qui sont atteints d'œdème, n'ont pas de ces œdèmes cachectiques de la dernière période, contre lesquels toute thérapeutique vient échouer. Enlevez la cause productive du mal et vous enlevez le mal.

Dans une période de six ans et quatre mois (du 5 juin 1873 au 5 octobre 1879), il est entré tant à l'infirmerie centrale des prisons qu'à celle de la prison de la Santé, qui compte 1200 détenus, un total de 2050 hommes, qui, malades à des degrés divers, ont reçu des soins pendant un laps de temps plus ou moins long.

Sur ces 2050 malades, 950 appartiennent à l'infirmerie centrale, et ont donné un total de 269 décès ; les autres sont venus de la Santé et n'ont fourni que 12 cas de mort.

Les 269 morts de l'infirmerie centrale doivent être attribuées à des maladies diverses : tuberculose, méningite, cancer, hémorrhagie cérébrale, fièvre typhoide, affections cardiaques, pneumonies.

Le bilan des maladies dont nous nous sommes occupé est le suivant : la scrofule sous toutes ses formes (adénites cervicales ou mésentériques, généralisées, suppurées) a donné 52 entrées, sur lesquelles 5 malades sont morts ; 3 malades atteints de scorbut sont morts sur 25 entrants ; l'entérite et les diarrhées cachectiques ont donné 24 entrants et 4 décès ; enfin 16 détenus atteints d'œdème sans lésion sont entrés, 2 ont succombé.

A l'infirmerie de la maison de la Santé, dans cette même période de six ans, il est entré 127 malades atteints de scrofules, et il n'y a pas eu de décès ; 114 atteints d'entérite (1 décès); 20 de scorbut; 11 cas d'œdème sans lésion (1 décès).

Pour expliquer la grande différence qui existe dans la mortalité des deux infirmeries, il est bon de dire que, ne sont envoyés à l'infirmerie centrale, que les malades qui ne peuvent être soignés dans les infirmeries des maisons de correction ou de détention, et qui par conséquent, sont déjà dans un état grave, tandis que à l'infirmerie de la Santé on admet bien des cas bénins. Nous ne pouvons donc faire entrer en ligne de compte tous les cas identiques, observés dans les autres prisons et qui sont traités sur place.

Mais ces quelques chiffres montrent que relativement,

et prenant en considération le mauvais état de santé habituel des gens qui forment la population des maisons pénitentiaires, le pronostic est en général bénin.

Mais en dehors de toute formule générale, nous pouvons dire que le pronostic, dans la cachexie des prisons, dépend de causes multiples : 1° du terrain sur lequel elle s'est développée : âge, état de santé antérieur, état moral bon ou abattu ; 2° de la durée du séjour déjà fait dans les prisons ; 3° enfin [du système pénitentiaire auquel est soumis le malade : régime cellulaire ou régime commun.

1° Nous disons que le pronostic varie avec l'individu, c'est-à-dire que l'on doit prendre son âge en considération. Un adulte ou un homme de 40 à 50 ans, résisteront plus aisément au régime des prisons qu'un enfant, ou qu'un jeune homme de 16 à 20 ans, dont le tempérament ou l'âge s'accoutumeront moins bien à l'insuffisance de nourriture et d'air. De même le vieillard sera plus longtemps malade, parce qu'il a besoin de réparer davantage.

Nous voyons aussi que les hommes qui arrivent dans les prisons, ayant eu une vie plus ou moins troublée par les maladies antérieures, le travail exagéré ou la débauche seront plus longs à attendre la guérison. Il en sera ainsi pour ceux qui se laissent abattre par la privation de la liberté et qui viennent ajouter des souffrances morales à leurs souffrances physiques.

Ce manque de réaction retardera chez ces gens la guérison et pourra même l'entraver si la santé antérieure était déjà mauvaise.

2º La durée du séjour fait antérieurement dans les prisons doit aussi entrer en ligne de compte dans le pronostic, car un homme soumis depuis quatre ou cinq mois à un régime débilitant, sera plus impressionnable et deviendra plus aisément victime de la cachexie, que celui nouvellement arrivé dans les prisons et sur lequel la cause de maladie n'a pu encore produire son effet, s'il n'est pas arrivé au degré d'accoutumance.

On ne peut nier que la cachexie pour se manifester demande un certain temps qui, nous l'avons dit, varie avec les divers individus et leur âge. Et l'on peut dire, d'une façon à peu près certaine, qu'un homme qui aura passé un temps relativement assez long dans les prisons sans être malade, s'il arrive à être touché par la cachexie, le sera d'une façon moins grave que celui qui ne sera pas arrivé à un certain degré d'accoutumance, degré indispensable à atteindre.

Le troisième point est de savoir si le pronostic est plus ou moins sérieux, chez les détenus subissant leur peine en cellule, ou chez ceux qui la subissent en commun. D'une manière générale, les cellulaires sont moins sérieusement atteints et moins fréquemment. Les raisons qui expliquent cette différence sont les suivantes : d'abord les hommes soumis au régime de la cellule sont en majorité ceux qui subissent une première condamnation, qui, par conséquent, n'ont pas encore eu l'occasion de subir les mauvais effets d'une détention antérieure ; en outre, le temps qu'ils passent dans les prisons est souvent beaucoup plus court ; enfin, peut-être pourrait-on alléguer que, outre que ces gens ne sont pas encore affaiblis par le régime, ils sont souvent moins minés et usés par les excès de tous genres, que leurs voisins qui vivent en commun. De plus, ils ne sont pas constamment en contact avec des individus qui apportent avec eux leurs vices et débauches du dehors et qui sont, il faut bien l'avouer, une des plus grandes causes d'affaiblissement et de maladies dans les prisons. C'est le plus souvent chez les individus soumis au régime cellulaire, que l'on observe les gastrites et les entérites.

Chez ceux qui vivent en commun et qui tous ont déjà subi au moins une condamnation, nous trouvons bien souvent l'existence ou le début d'une diathèse qui, sur ces terrains usés et si appauvris, reçoit un coup de fouet du fait même de l'existence dans la prison. De plus, le travail auquel est soumise cette catégorie de détenus, est plus dur et plus débilitant que celui exigé dans les cellules. Enfin, leur prédisposition à contracter des maladies est augmentée par le fait de leurs vices auxquels, malgré la surveillance la plus active, ils continuent à se livrer. On ne peut nier que la masturbation, la pédérastie, entrent pour une grande part dans les causes de maladies observées dans les prisons.

C'est donc grâce à la santé déjà fatiguée et plus ou moins compromise; grâce à la captivité antérieure et enfin grâce à l'existence des vices de toutes sortes, que le pronostic de la cachexie des prisons est peut-être plus sérieux chez les individus vivant en commun que chez ceux vivant en cellule. Sans que chez eux la mort soit plus fréquente, la guérison du moins se fait plus attendre et les symptômes sont plus graves.

Nous le répétons, rarement; dans la cachexie des prisons, le pronostic est assez grave pour entraîner la mort, mais à la condition expresse que l'on changera pour les détenus les conditions physiologiques.

Un point intéressant, que nous devons faire rentrer dans le chapitre du pronostic, est la résistance assez considérable que présentent les détenus, en général, aux interventions chirurgicales. Ce fait qui semble pourtant en contradiction avec les idées admises, au point de vue de l'état général, est un fait que nous avons observé plusieurs fois, et dont nous avons pu constater l'exactitude. D'après les statistiques que nous avons consultées, depuis la création de l'infirmerie centrale des prisons à la Santé, il ne s'est pas produit d'accidents septicémiques, à la suite des opérations chirurgicales qui y ont été pratiquées. Plusieurs amputations ou résections qui ont été faites, ont été suivies de guérison.

Un grand nombre d'opérations, faites sur les voies urinaires, n'ont jamais été suivies d'insuccès ou de complications. Nous avons cette année même, soigné à l'infirmerie centrale, plusieurs individus atteints d'infiltration urineuse, d'empyème et fractures de jambe ou de cuisse; et tous ces malades sont partis guéris. Ils semblent réellement présenter une résistance chirurgicale très grande, que nous ne pouvons expliquer, et qui est opposée à toutes les idées reçues jusqu'alors. Mais nous le répétons, c'est un fait d'observation dont la statistique suivante fait foi :

Du 5 juin 1873 au 5 octobre 1879, c'est-à-dire dans une période de six années et quatre mois, il est entré à l'infirmerie centrale des prisons 38 détenus, présentant des cas de maladies chirurgicales graves : tumeurs blanches, cataractes, caries, affections des voies urinaires. Il a été fait 11 grandes opérations : résections, amputations, Il n'y a eu qu'un seul cas de mort, chez un individu atteint de carie du sternum, encore faut-il ajouter qu'il était tuberculeux. Tous les autres malades sans exception sont partis guéris.

Peut-être doit-on cette grande réussite à la bonne organisation hygiénique des infirmeries ! Faut-il faire entrer également en ligne de compte la sorte d'insouciance qui caractèrise les prisonniers et qui existe à un haut degré, même au moment des opérations ?

# CHAPITRE VII.

## TRAITEMENT.

Le traitement à opposer à ces maladies de misère, à cette cachexie particulière est bien simple. Comme le plus souvent en pathologie il faut remonter à la cause du mal pour le faire disparaître, ces causes étant toutes dans une hygiène insuffisante, en donnant dans les prisons une hygiène plus rationnelle, on évitera sinon toujours, du moins dans la grande majorité des cas, les maladies que l'on y observe.

Le traitement sera donc préventif et curatif.

1° *Traitement préventif*. — Nous savons qu'il est difficile de concilier les exigences de la répression avec les intérêts sanitaires des prisonniers. La détention que l'on inflige aux condamnés doit se faire dans de certaines conditions, qui frappent peut-être autant le moral que le physique. Outre la privation de la liberté (qui, pour certains, est la pire des punitions), on ne peut donner aux détenus une vie qui souvent serait plus confortable que celle qu'ils ont au dehors; enfin, il est nécessaire pour la surveillance que l'on exerce sur eux que les endroits où ils sont enfermés remplissent certaines conditions de facilité et de sécurité. Mais doit-on pour cela sacrifier presque complétement les idées d'hygiène et de salubrité les plus élémentaires? Peut-être pourrait-on arriver à concilier les intérêts de la société, qui demande à être sauvegardée, avec ceux des prisonniers qui, bien que coupables, doivent rentrer à un moment donné au sein de cette société.

Au point de vue de l'alimentation qui, nous l'avons montré, est insuffisante et défectueuse, ne serait-il pas possible que les aliments qui sont distribués fussent de meilleure qualité au point de vue nutritif, plus abondants, plus réparateurs. Un homme qui travaille neuf heures par jour est-il suffisamment nourri lorsqu'il a absorbé la ration que lui octroie le réglement? Evidemment non, et il ne peut refaire les forces qu'il perd par son travail. Nous comprenons bien qu'on ne peut donner du vin à chaque détenu et chaque jour ; mais le travailleur ne produira-t-il pas plus si on lui accorde quelquefois une faible quantité de vin, qui le remontera et lui rendra un peu de force ?

On nous dit qu'il y a bien des ouvriers, et surtout dans les campagnes, qui n'ont pas d'autre régime alimentaire et qui cependant n'en souffrent nullement. La chose est parfaitement vraie, mais cet ouvrier des villes ou ce laboureur sont-ils privés d'air comme le prisonnier ? Ont-ils les préoccupations ou les soucis qui assiégent beaucoup de prisonniers ? Et s'ils ne mangent pas de viande chaque jour et s'ils ne boivent pas de vin, est-il beaucoup de pays où la chose se passe toujours ainsi ? N'ont-ils pas de temps à autre l'occasion de réparer ce qu'ils perdent ? Le travail que fournissent cet ouvrier ou ce campagnard, ils le font à l'air libre, ils ont le loisir de donner au corps l'exercice nécessaire à son développement et à son bien-être. Il faut donc bien tenir compte de chacune de ces circonstances nécessaires de l'existence, qui par leur réunion constituent la condition indispensable à la santé et à la vie elle-même.

De même pour l'aération, ne pourrait-on pas arriver à donner aux hommes en cellules une somme d'exercices corporels et en plein air plus considérable ; ils sortent sur de petites cours une demi-heure le matin, une demi-heure le soir. Leur cellule prend l'air par une petite fenêtre étroite et placée tout en haut, et c'est là qu'ils travaillent, mangent et dorment. Doit-on s'étonner de voir l'étiolement dont ils sont l'objet. Ne pourrait-on pas, comme la chose se fait pour les jeunes détenus, faire faire des exercices gymnastiques pendant les heures de récréation , exercices qui faciliteraient la circulation du sang chez ces individus. Au lieu de marcher, de prendre de l'exercice, ils restent assis, causent ou jouent.

Quelques dortoirs où couchent les détenus en commun, contiennent un nombre de lits trop considérable, et ils ne peuvent avoir la quantité d'air physiologiquement nécessaire, outre que la surveillance y est difficile il s'y produit des contacts honteux et nuisibles. Depuis peu et surtout à la maison de Santé, les soins de propretés sont exigés et facilités par de vastes lavabos. Mais outre cela, ne devrait-il pas y avoir une surveillance plus stricte pour les soins corporels et pour la bonne tenue des vêtements et chaussures; petits détails qui ont pourtant, dans l'espèce, une grande importance. Il serait bon que chacun des détenus fût astreint à pren dre un bain, au moins chaque mois : les vêtements devraient être tenus plus proprement; on serait alors moins exposé à voir des hommes littéralement couverts de vermine et vivant ainsi des mois entiers, infectant tout ce qu'ils touchent, ou tout ce qu'ils approchent.

Enfin, les ateliers où travaillent les prisonniers ne devraient-ils pas tous être grands, bien aérés, ne pas contenir un nombre d'individus plus considérable que de raison. Les travaux que l'on exige d'eux, quand ils sont malsains ou nuisibles, devraient être surveillés sérieusement, et suivis de soins hygiéniques bien entendus.

Nous nous résumons en disant que le traitement

préventif de la cachexie des prisons consisterait dans l'observance d'une hygiène saine et raisonnable. L'alimentation serait de meilleure qualité, au point de vue nutritif et moins parcimonieusement distribuée. Une fois ou deux par semaine, on donnerait du vin. Les exercices corporels devraient avoir une plus large part dans la vie du détenu, qui au lieu de rester assis sur un banc, serait astreint à une gymnastique quelconque. Les récréations en plein air seraient plus nombreuses et mieux réparties dans le cours de la journée. Les soins de propreté corporelle devraient avoir la première place et être observés rigoureusement. Le vêtement devrait être propre. Enfin les ateliers, bien vastes et bien aérés, ne contiendraient que le nombre raisonnable de travailleurs. Les ouvriers s'occupant à des travaux pouvant être nuisibles seraient astreints à des soins de propreté très considérables et très renouvelés.

Nous pensons que l'observance de cette hygiène élémentaire serait très favorable et à l'administration et au prisonnier : à l'administration, à laquelle cela permettrait d'avoir des travailleurs mieux portants et d'un meilleur rapport pour elle, en outre l'économie des infirmeries serait réelle ; au prisonnier, cette hygiène serait plus profitable, parce que sa santé en dépend d'abord, et qu'ensuite avec une bonne santé, il peut utiliser son séjour, en travaillant et en ramassant un petit pécule, qu'il retrouvera à sa sortie.

Tel est le traitement préventif, tel que nous croyons qu'on pourrait l'entendre, dans les maisons pénitentiaires. La société en serait-elle moins bien sauvegar-

dée ? La répression n'en serait pas compromise. Enfin
les dépenses ne seraient aucunement augmentées de
ce qu'elles sont maintenant. Évidemment les maladies
ne seraient pas supprimées, mais elles seraient du
moins, bien diminuées.

2° *Traitement curatif*. — Si le traitement préventif
dans la cachexie des prisons est hygiénique, le traitement curatif est et doit être surtout tonique, reconstituant. Il ne faut pas perdre de vue que l'on s'adresse à
une maladie de misère, à des tempéraments usés, fatigués et qui ont besoin, avant tout, de trouver dans le
traitement ce qui leur manque ou leur est enlevé par
le régime. En principe général, on peut donc poser
cette formule, que tout prisonnier malade a besoin
surtout de toniques.

Les adénites, quel que soit leur siège, excepté pourtant celles du mésentère, au début, alors qu'elle ne
sont que de petites grosseurs indolentes et sans ad-
hérences, doivent être recouvertes de teinture d'iode
dont on renouvelle les badigeonnages chaque jour.
On se trouvera bien en même temps d'envelopper
la partie malade d'une bande de coton iodé qui empê-
che la volatilisation trop rapide de l'iode. S'il y a menace
de suppuration, ne pas attendre qu'il se forme des
pertuis ou ouvertures multiples, qui, infailliblement
seraient suivis de vastes décollements et de cicatrices
vicieuses ; on doit donner le plus tôt possible issue au

pus, soit en ouvrant largement, soit de préférence en passant des tubes à drainage, ou encore mieux des sétons filiformes. Ces tubes à drainage ont pourtant l'avantage de permettre les injections iodées dans l'adénite. Les téguments étant facilement irritables, on devra peu faire usage de cataplasmes, qui les ramollissent et facilitent peut-être les décollements.

M. Legroux a essayé sans grand succès les injections d'essence de térébenthine dans les adénites. Il y eut une inflammation assez vive. (Ob, XII.)

Dernièrement, on a proposé un procédé qui aurait été suivi de quelques succès dans les cas de vastes adénites ou même d'adénites simples : c'est l'énucléation du ganglion. On aurait obtenu ainsi l'arrêt du développement de l'inflammation. Nous ne faisons que mentionner ce procédé, récemment mis en avant.

Le traitement général doit occuper une très grande place dans cette maladie, sinon la première. On se trouvera fort bien de l'administration longtemps prolongée de l'huile de foie de morue ; de l'iodure de fer en pilules ou sirops, 2 pilules matin et soir, ou 1 cuillerée de sirop matin et soir. Nous nous sommes bien trouve aussi de la teinture d'iode donnée par gouttes dans un verre d'eau sucrée. En même temps la nourriture sera saine et abondante. Les vins de quinquina, de Bagnols seront de puissants adjuvants au régime tonique. Enfin, on ne devra pas oublier l'exercice, la promenade en plein air.

Ce traitement est celui que l'on doit donner dans

tous les cas de cachexie, car il s'adresse à l'organisme tout entier.

Les adénites mésentériques seront, au début, traitées par le repos. S'il survient des exacerbations, on aura recours à des cataplasmes, puis aux badigeonnages de teinture d'iode. Les symptômes ordinaires sont justiciables du traitement habituel, propre à chacun d'eux.

Quant à ces œdèmes cachectiques, qui ne s'accompagnent d'aucune lésion du cœur ou de l'appareil rénal, le repos, surtout au lit, est nettement indiqué, en même temps qu'un régime reconstituant et fortifiant. Des frictions aromatiques ou des bains pourront être ordonnés, et ramèneront les fonctions de la peau, notablement ralenties. Les maladies des tissus séreux ou muqueux, bronchites, péritonites, pleurésies, ne présentent rien de notable dans le traitement, qui est le même que dans les autres conditions. Mais on le comprend et nous y insistons beaucoup, c'est grâce au traitement général surtout qu'on parviendra à se rendre maître de la maladie; les toniques et les préparations iodées et ferrugineuses sont constamment indiqués dans ces cas de cachexie. Nous n'avons pas besoin de répéter qu'il faut, avant toute chose, enlever le malade du milieu défavorable à sa santé, sans quoi on n'arriverait à rien, la cause productrice subsistant toujours.

Les complications ont leurs indications naturelles. Dans le scorbut, on donnera le cresson, l'iode et l'iodure de potassium, des bains alcalins. Dans le purpura, on prescrira les toniques généraux et des frictions aromatiques sur les parties où siège la maladie.

# OBSERVATIONS.

Obs. I (Personnelle). — Adénites cervicales. — Invasion rapide.

B., âgé de 17 ans, serrurier, condamné pour la première fois ; sans aucun antécédent scrofuleux, est enfermé à la prison de la Santé le 19 mars. Son état qui, jusqu'alors, a été bon, commence à devenir mauvais : anorexie, tendances aux syncopes, épistaxis. Le 15 avril, moins d'un mois après son entrée dans la maison, il est déjà porteur d'une grosse adénite cervicale.

Il entre à l'infirmerie le 25 avril, et en sort, revenu à la santé, le 12 mai, époque à laquelle il quitte la prison.

Cette observation est curieuse par la rapidité d'invasion de la maladie qui, en moins d'un mois, avait atteint un point sérieux. Mais nous devons faire remarquer que la guérison a été aussi rapide que l'invasion.

Dans l'observation suivante, nous allons voir que l'accoutumance au régime peut être beaucoup plus longue à obtenir.

Obs. II (Personnelle). — Adénites cervicales volumineuses. Invasion lente. Idées tristes.

Le nommé S..., homme d'affaires, entre à la prison de la Santé le 3 novembre 1878. C'est sa première condamnation, et il est mis en cellule.

A l'âge de 29 ans, il a eu une pleurésie, et c'est là sa seule maladie.

Il a 48 ans. Jusqu'au mois de juillet 1879 sa santé a été bonne, quoiqu'il ait eu des répétitions fréquentes d'entérites. A cette époque, il perd l'appétit, maigrit et demande à monter à l'infirmerie. Il porte de chaque côté du cou des adénites volumineuses qui, suivant le malade, ont mis deux semaines à acquérir le volume qu'elles présentent, celui d'une petite mandarine.

Cependant cet homme avait la facilité de se procurer des aliments en surplus, et, depuis deux mois, il prenait du quinquina. Mais le moral était détestable, et bien souvent les gardiens l'avaient trouvé dans sa cellule, se lamentant et désespéré. Il ne pourrait, disait-il, supporter la honte d'avoir été emprisonné; sa femme et ses enfants seraient déshonorés. Une fois, enfin, il avait tenté de se suicider. Il refusait tout travail, et on devait le forcer à sortir pendant les récréations règlementaires.

Le début de sa maladie coïncidait parfaitement, d'après son dire, avec le commencement de ses idées sombres.

Recueilli à l'infirmerie, et sous l'influence d'un régime plus substantiel et aussi surtout, grâce à la promesse d'une diminution de sa peine, notre homme quitte la prison débarrassé de ses adénites .


Obs. III (Personnelle). — Adénites cervicales et inguinales. (Idées tristes.)


Le sujet de cette observation est un homme de 37 ans, peintre, qui a déjà subi deux autres condamnations et n'a jamais été malade antérieurement.

Cette dernière peine entraînant pour lui le retrait d'un emploi qui le faisait vivre lui et sa famille, le plongea dans un grand désespoir. Cinq semaines après son entrée à la prison, il se plaint de grosseurs siégeant au cou et à l'aine. Il a maigri et a de la diarrhée.

Les adénites sont du volume d'un œuf de pigeon et se continuent en chapelet. Il éprouve, en outre, une dyspnée que n'explique pas l'auscultation et due certainement à la compression par un ganglion enflammé.

La guérison et la disparition de tous les phénomènes morbides sont obtenus en moins d'un mois.

Obs. IV (Personnelle). — Adénites cervicales. (Idées tristes.)

Nous trouvons encore l'effet du régime et des passions tristes chez un nommé R..., âgé de 31 ans, qui est détenu pour la première fois après avoir occupé une certaine position dans la finance, et avoir vécu dans une grande aisance.

Le discrédit que sa condamnation jette sur sa maison et le changement de régime, ont bientôt fait un malade de cet homme jusqu'alors robuste. Constamment, il est en pleurs et il écrit les lettres les plus désespérées. Trois mois après son entrée, il avait considérablement maigri et présentait une grosse adénite de la région cervicale. Dyspepsie. Diarrhée.

Il est très amélioré par le régime de l'infirmerie.

Obs. V. (Personnelle). — Adénites cervicales. Invasion lente mais répétée plusieurs fois.

Le nommé B..., âgé de 35 ans, serrurier, condamné à cinq mois de prison, a déjà subi deux condamnations, l'une à quatre mois, l'autre à huit mois.

Aucun antécédent scrofuleux, mais il avoue avoir commis souvent des excès alcooliques ; a eu la syphilis à l'âge de 25 ans.

Du côté de ses parents il ne donne pas d'antécédents morbides, son père est mort à l'âge de 58 ans, à la suite d'un accident ; sa mère bien portante.

Jusqu'à sa seconde condamnation, en 1877, il s'est bien porté et n'a jamais eu aucune maladie- autre que sa syphilis. Il était arrivé au septième mois de sa seconde détention, lorsqu'il s'aperçut qu'il avait des glandes au cou. A l'infirmerie de Mazas, on lui fit faire des badigeonnages de teinture d'iode, mais il resta à travailler dans les ateliers de la prison. Ces adénites augmentèrent de volume jusqu'au moment de sa mise en liberté. Un mois après il n'en avait plus de traces.

En 1879, il est envoyé une troisième fois en prison, au mois de janvier. Deux mois après son entrée, il venait demander conseil pour des adénites qu'il portait de chaque côté du cou, et qui avaient acquis en trois semaines le volume d'une grosse noix.

Les badigeonnages de teinture d'iode qui furent ordonnés n'amenèrent pas plus de résultat que la première fois, à Mazas, parce que le malade fut maintenu au milieu de ses codétenus. Mais bientôt les adénites augmentant encore de volume, il fut admis à l'infirmerie. Là on lui ordonna, outre la teinture d'iode, des pilules d'iodure de fer, de l'huile de foie de morue, on l'alimenta d'une façon plus convenable. Peu à peu les adénites cédèrent, et il sortait un mois après son entrée à l'infirmerie complètement guéri, et ne portant aucune trace.

Dans cette observation, l'influence du régime de la prison est bien manifeste. Deux fois, soumis à ce régime, le malade fut atteint d'adénites; et deux fois lorsque les conditions de milieu furent changées pour lui, l'affection disparut.

Obs. VI (Personnelle). — Adénites inguinales.

Le nommé Charles D..., âgé de 22 ans, ébéniste, condamné pour la première fois à un an de prison. Le père et la mère sont bien portants, et lui-même n'a jamais eu d'autre maladie qu'une fièvre typhoïde, à l'âge de 14 ans. Loin d'avoir les apparences d'un strumeux, il est grand et fort.

Six mois après son entrée à la prison de la Santé, il se plaint de ne pouvoir travailler, ni rester debout parce qu'il a des glandes dans l'aine. En même temps, il accuse de grandes faiblesses d'estomac, quelquefois des nausées et de fréquents saignements de nez.

On le fait monter à l'infirmerie le 12 mai. Cet homme est pâle, les muqueuses sont décolorées. Il a quelquefois des accès de fièvre le soir.

Rien dans les poumons, ni au cœur, ni dans les reins. A la région inguinale droite, on sent un chapelet de ganglions de la grosseur d'un œuf de pigeon, qui se prolonge jusqu'au tiers supérieur et interne de la cuisse. Ces ganglions sont mous, peu douloureux, mais gênent la marche et la position assise. La compression que doit exercer l'un deux est sans doute la cause du léger œdème du membre inférieur.

Le repos au lit, le régime de l'infirmerie et des révulsifs appliqués sur la partie amènent une modification rapide dans l'état du malade.

Le 27 juin, il sort de l'infirmerie bien guéri.

Obs. VII (Personnelle). — Adénites cervicales.

Le nommé M..., âgé de 33 ans, peintre en porcelaine, a perdu son père de la jaunisse, sa mère d'un anévrysme. Il a cinq frères ou sœurs tous bien portants. Etant enfant, il a eu de fréquents saignements de nez; il a eu, en outre, la fièvre typhoïde, une angine couenneuse, mais jamais il n'a eu d'affection scrofuleuse. A l'âge de 19 ans, il s'engage comme soldat, et au bout de trois mois, il est atteint d'engorgements ganglionnaires de la région du cou, qui disparaissent au bout de cinq mois, et il finit son congé sans être malade. A partir de l'âge de 30 ans jusqu'en 1879, il subit deux condamnations : l'une de deux mois, l'autre de trois semaines. Enfin, en 1879, il est enfermé une troisième fois. Au bout de trois mois il présente des adénites cervicales du volume d'un gros œuf de pigeon.

Cette observation montre bien la ressemblance qui existe entre la vie militaire et celle des prisons, au point de vue des maladies qu'elles peuvent engendrer. Tant que M... n'a été ni soldat ni détenu, il s'est bien porté, et, dès qu'il a cessé sa vie ordinaire, il a été atteint d'engorgement ganglionnaire.

Obs. VIII (Personnelle). — Adénites suppurées.

C..., âgé de 29 ans, journalier, condamné pour la quatrième fois, a eu la syphilis; en outre, il a l'habitude de boire.

Pendant les deux dernières détentions, il a eu déjà des adénites qui ont été guéries par la teinture d'iode. Il est maigre, chétif et atone, se livre à la masturbation plusieurs fois par jour. En outre, il accuse des pertes séminales nocturnes.

Deux mois après son entrée à la prison, il est porteur d'adénite double cervicale, qui, en moins d'un mois, acquiert le volume d'une mandarine. Persistant à ne pas vouloir monter à l'infirmerie, on l'y transporte un jour; on l'a trouvé évanoui dans sa cellule.

A ce moment, la peau qui recouvre ses adénites est rouge, violacée, tendue, et, par plusieurs petits pertuis, le pus se fait jour. Une incision permet de constater de vastes décollements, et donne issue à un pus caséeux et abondant.

Huile de foie de morue, pilules d'iodure de fer, alimentation plus abondante, injections de teinture d'iode. Chez ce malade, la guérison complète a été longue à obtenir, parce que, même à l'infirmerie, il continuait à se livrer très fréquemment à ses habitudes de masturbation.

Obs. IX (Personnelle). — Adénites cervicales.

Le nommé V..., garçon de ferme, âgé de 22 ans, n'a jamais quitté la campagne où il avait une vie des plus actives.

Enfermé à la Santé, il ressent bientôt les effets du régime et de l'internement. Au bout de deux mois, il est porteur d'une vaste adénite, qui n'a pas suppuré, et a cédé au régime tonique.

Obs. X (Personnelle). — Adénites cervicales suppurées chez un scrofuleux.

P..., âgé de 20 ans, garçon de cuisine, étant enfant, a eu des maux d'yeux et d'oreilles, porteur des attributs de la scrofule, il est enfermé pour la première fois. Quinze jours après son entrée, il avait des adénites multiples qui ont suppuré. En outre, il est atteint, deux mois après, d'une otorrhée qu'on n'a pu guérir que très difficilement.

C'est un exemple de la facilité et de la rapidité avec lesquelles sont touchés les scrofuleux.

Obs. XI (Communiquée par M. le Dr Legroux). — Adénite cervicale suppurée chez un scrofuleux.

Le nommé D... (Julien), âgé de 22 ans, journalier, détenu à la prison de Sainte-Pélagie, est admis à l'infirmerie le 25 novembre 1873.

Père et mère bien portants, mariés très jeunes ; les deux premiers enfants ont présentés dans leur enfance des accidents scrofuleux ; les autres enfants sont bien portants.

Le malade qui entre aujourd'hui à l'infirmerie est l'aîné de la famille. A 7 ans, il eut des engorgements ganglionnaires à la région cervicale et à la région axillaire. Ces accidents qui ont duré 4 à 5 ans ont laissé des cicatrices. Le traitement, suivi pendant tout ce temps, consista dans l'emploi de l'huile de foie de morue, antiscorbutiques et de toniques.

Depuis l'âge de 12 ans jusqu'à l'année dernière, le malade ne présente plus d'acidents scrofuleux.

D.... a beaucoup souffert pendant le siège de Paris ; il a manqué de nourriture très souvent et il ne mangeait jamais de viande. Depuis son incarcération, sa santé s'est altérée, et il y a 7 à 8 mois, de nouveaux accidents scrofuleux se sont manifestés dans la région cervicale gauche, de nombreux abcès ont été ouverts et continuent à suppurer.

De petits abcès, mais en grand nombre, siègent à la région cervicale droite.

*Traitement*. — Tisane de gentiane, sirop d'iodure de fer, 2 cuillerées par jour, vin de quinquina, bains sulfureux tous les 2 jours, application de coton iodé sur les parties malades.

Le 4 décembre : les applications de coton iodé produisent un résultat des plus satisfaisants. L'engorgement diminue. L'épiderme s'exfolie lentement.

Le 15. L'amélioration continue. L'engorgement diminue de plus en plus. Embrocations avec glycerolé au tannin.

Le 31. Rien de nouveau. Les anciennes cicatrices ne suppurent plus. Le malade sortira demain dans un état aussi satisfaisant que possible.

Cette observation est un exemple du retour des accidents scrofuleux, survenant chez un homme mis en prison et dont la santé, sans avoir été jamais très bonne, lui permettait cependant de travailler.

Exemple aussi des bons effets d'un régime meilleur et tonique.

Obs. XII. (Communiquée par M. le Dr Legroux). — Adénites cervicales suppurées chez un strumeux.

Le nommé C.... (Jean-Claude), âgé de 33 ans, joaillier, détenu à la prison de La Santé.

Le malade entre à l'infirmerie centrale le 6 juillet 1873. Il porte dans la région cervicale gauche une masse énorme de ganglions, qui empâte toute cette partie. La consistance de ces tumeurs est dure et résistante ; la peau est légèrement rouge. Dans quelques points isolés, on trouve les tumeurs un peu remollies. Quelques jours avant son admission à l'infirmerie centrale, à Mazas, on avait ouvert deux foyers purulents qui ne s'étaient pas cicatrisés.

*Traitement.* — Tisane de houblon, pilules d'iodure de fer, vin de quinquina, badigeonnages de teinture d'iode.

L'état de ce malade reste longtemps stationnaire. De temps en temps, on ouvre un petit foyer purulent. Dans ces abcès, on injecte de la teinture d'iode étendue d'eau ; aucune modification obtenue par l'emploi de ces moyens.

Au commencement de novembre, on tente une injection irritante, faite avec la seringue de Pravaz, contenant 5 gouttes d'essence de térébenthine. La ponction est faite dans la partie la plus volumineuse de la masse ganglionnaire. La douleur ressentie par le malade est vive et aussitôt une inflammation considérable envahit toute la région cervicale, s'étendant en arrière, jusqu'à la colonne vertébrable et au niveau de la crête de l'omoplate ; en avant, jusqu'au sternum et au quatrième espace intercostal. La tuméfaction est grande, la peau est extrêmement rouge, luisante et tendue ; tout mouvement est impossible. La douleur est très vive. Aspect phlegmoneux.

*Traitement.* — Cataplasmes et lotions émollientes avec eau de sureau et de guimauve.

Cet état inflammatoire persiste pendant 15 jours environ, sans qu'il soit utile d'ouvrir aucun abcès. A partir de ce moment, la résolution commence et suit lentement sa marche.

Le 5 décembre, toute trace d'inflammation a disparu.

Le malade est dans le même état qu'avant cette injection d'essence de térébenthine.

Le 6. Par mesure disciplinaire, on est obligé de renvoyer le malade au quartier cellulaire de la prison.

Nous rapportons cette observation pour indiquer les effets obtenus par les injections d'essence de térébenthine.

Obs. XIII (Communiquée par M. le Dr Legroux). — Adénites multiples suppurées chez un strumeux. Compression de la trachée.

Le nommé D.... (Ernest), âgé de 19 ans, garçon limonadier, détenu à la prison de Mazas, est admis à l'infirmerie le 27 juillet 1873.

Ce malade raconte qu'il a encore son père et sa mère. Son père qui est fort et vigoureux se livre à des excès alcooliques nombreux, à la suite desquels il est souvent pris de crises épileptiformes. Il est violent et brutal et maltraite ses enfants.

La mère est d'une bonne santé habituelle.

D.... a eu 10 frères ou sœurs. Il ne sont plus aujourd'hui que quatre. Quelques-uns des enfants sont morts de phthisie.

Dans son enfance, cet homme n'a jamais eu de maladies avant l'âge de huit ans. A ce moment, étant en pension, il a commencé à avoir des ganglions au cou et, à peu près à la même époque, il a été atteint d'une série de maladies graves, qui auraient été successivement, d'après son dire, une fièvre typhoïde, une fièvre scarlatine, une pneumonie et une entérite.

Ces diverses maladies l'auraient condamné au lit pendant trois ans environ et sa convalescence aurait duré au moins une année.

Après sa convalescence, c'est-à-dire à l'âge de 12 à 13 ans, il a quitté sa pension et il est revenu à Paris, chez ses parents, qui tenaient un café. Immédiatement il fut employé par son père comme garçon limonadier et, à partir de ce jour, il eut à supporter de mauvais traitements, des coups, un travail excessif et une mauvaise nourriture.

Dans ces fâcheuses conditions, sa santé encore chancelante devint de plus en plus mauvaise et, à des époques rapprochées, il eut de nouvelles atteintes d'adénite.

A l'âge de 16 ans il se plaça dehors comme garçon de café ; mais toutes les fois qu'il se trouvait sans place ou qu'il était obligé de revenir chez ses parents, il était maltraité. Sa santé ne put donc s'améliorer.

Il y a 3 mois, D.... se trouvant sans place et redoutant les violences de son père, fut arrêté en état de vagabondage.

Il nous dit que, depuis 6 mois environ, il était de nouveau atteint d'une adénite qui s'est bien vité généralisée à tous les ganglions du cou. Les tumeurs sont volumineuses et quelques-unes ayant suppuré ont été ouvertes avec le bistouri.

L'état général du malade est mauvais, il est pâle et amaigri.

*Auscultation et percussion.* — Submatité dans la fosse sus-épineuse droite. — Râles humides irréguliers. — Au devant du poumon droit, respiration un peu faible. — Dans le reste de l'étendue des poumons, respiration mêlée de quelques râles sibilants rares. Dans un espace large comme une pièce de 5 francs, sur le bord gauche du sternum, au niveau du 3e espace intercostal, il y a de la matité.

Rien autre au cœur que des battements énergiques.

Léger bruit de souffle dans la carotide droite. Rien à gauche. Foie normal.

*Traitement.* — Tisane houblon, foie de morue, sirop iodure de fer, vin de quinquina, bains sulfureux.

1er août. iodure de potassium, 1 gramme.

Le 13      «           «        2 grammes.

Le 14. Le malade se plaint de ne plus pouvoir manger et d'une gêne très grande qu'il éprouve dans la déglutition.

Le 15. Il maigrit. On baisse la dose d'iodure de potassium à 0,59 centigrammes.

Le 26. Un abcès s'ouvre spontanément dans le pharynx probablement, car le malade n'a pas éprouvé de dyspnée, il avait seulement de a difficulté pour avaler.

Le 27. Le malade recommence à manger. Même traitement.

1er septembre, même traitement.

Le 3. On ouvre avec la lancette un abcès à droite. — Même état gé-néral.

Le 7. Rien de nouveau.

Le 12. Même état. — Amaigrissement.

Le 19. Même état. Suppuration toujours abondante. Aucune modifica-tion sensible.

Le 22. Le malade, qui trouve une amélioration dans son état, demande à quitter l'infirmerie et à entrer en cellule.

Cet homme, avec antécédents scrofuleux non douteux, a vu son état s'aggraver par le séjour de la prison: adénites ayant amené de la compression par leur volume. Le régime de l'infirmerie l'améliore suffisamment pour qu'il demande à la quitter. Les adénites ont suppuré parce qu'elles existaient chez un strumeux.

Obs. XVI (Personnelle). — Adénite cervicale suppurée ayant simulé la lymphadénie.

Le nommé B.... âgé de 42 ans, peintre en bâtiments, détenu à la prison de la Roquette, admis à l'infirmerie le 19 janvier 1879.

Père mort de la poitrine. Pas d'antécédents scrofuleux, a eu des rhumatismes il y a un an pour la 1ʳᵉ fois.

A eu, à l'âge de 22 ans, une pneumonie qui selon lui a duré deux ans ! Il y a cinq ans, il a eu une blennorrhagie, n'a pas eu la syphilis, n'a jamais eu de coliques de plomb.

Le 11 septembre, il est incarcéré à la Roquette. Jusqu'au milieu de décembre il a dû monter deux fois à l'infirmerie de la Roquette pour fatigues, courbature. Vers la fin de décembre il a commencé à s'apercevoir de l'existence d'une petite glande sous-maxillaire à droite, qui a augmenté de volume et de consistance petit à petit. Du côté gauche une seconde tuméfaction ganglionnaire s'est produite vers le 8 ou 10 janvier. A cette époque le malade s'est aperçu que ses gencives étaient enflées, douloureuses, saignantes. En même temps apparaissent des boutons d'herpès à la bouche, avec de la fièvre, des douleurs dans toutes les articulations. Diarrhée ayant duré 15 jours. Il entre à l'infirmerie centrale le 19 janvier. Cet homme a un teint mat, blanc jaunâtre ; il est amaigri. Ses gencives sont enflées, rouges, douloureuses, saignant au moindre contract. Il porte de chaque côté du cou deux grosseurs de volume à peu près égal. Celle de droite embrasse l'angle de la mâchoire, se prolongeant à la face interne du maxillaire. Elle est assez dure, lisse, peu douloureuse, non adhérente à la peau, mais semblant au premier toucher seulement faire corps avec l'os.

Celle du côté gauche semble faire partie du paquet vusculaire, et n'a aucune connexion avec le maxillaire. Comme à droite, elle est dure, lisse et peu douloureuse. Il n'y a pas de changement de coloration de la peau.

Le malade se plaint en outre de douleurs dans les articulations, et dans la continuité des membres. Aucune tache, ni éruption sur les membres.

A la suite du repos au lit, du régime lacté et réconfortant, un mieux sensible se produit, et la tumeur ganglionnaire du côté droit semble diminuer de volume. (Cresson, pilules de tartrate de fer, iode à l'extérieur et à l'intérieur.)

Le mieux se soutient jusque vers le milieu de mars, la santé de ce malade est redevenue presque normale. Les deux grosseurs ont à peu près disparu, et il ne reste qu'une faiblesse assez grande.

Le 15 mars, le malade est repris subitement de fièvre, et les ganglions de la partie latérale gauche du cou se prennent une seconde fois. Le gonflement et l'induration se font avec une rapidité assez grande, et s'étendent davantage que la première fois. L'induration est nettement sentie jusqu'à la clavicule. La peau est lisse, tendue. On trouve de même les ganglions de la région inguinale augmentés. A ce moment (2 avril) il y a un peu de difficulté pour la déglutition, mais pas ou presque pas, pour la respiration.

M. T. Anger, appelé, diagnostique un abcès ganglionnaire profond. L'incision donne quelques gouttes de pus seulement. Le volume de la masse ganglionnaire ne se modifie cependant pas.

Le malade sort le 20 mars dans un état qui ne s'est pas modifié sensiblement.


Cette observation, intéressante au point de vue du diagnostic, présente l'exemple d'un individu porteur d'adénites multiples (cervicales, inguinales). On crut longtemps, aussi bien à cause de la généralisation des ganglions qu'à cause des symptômes généraux, avoir affaire à de l'adénie. Mais l'incision faite par M. Anger a éclairé la question en donnant issue à du pus provenant d'un ganglion enflammé.

Cet homme longtemps éprouvé par le régime pénitentiaire eut été intéressant à suivre, mais il est parti en liberté et nous ne l'avons pas revu.

Obs. XV (Personnelle). — Adénite mésentérique.

Le nommé H... Auguste, âgé de 18 ans, serrurier, n'a pas d'antécédents scrofuleux ni tuberculeux. Il est entré, au mois de novembre 1878, à la prison de la Santé où il a subi sa peine en commun, travaillant dans l'atelier des papiers peints. Dans cet atelier le travail est dur, les détenus y sont nombreux et enfin la température y est toujours très élevée, jamais inférieure à 45°. Jusque vers le milieu du mois de mai 1879, il a joui d'une bonne santé. Mais à cette époque, il s'aperçoit que son ventre grossis beaucoup, il perd l'appétit et a une diarrhée rebelle. Fièvre surtout le soir. Il maigrit notablement, et cet amaigrissement contraste avec le volume de son ventre qui augmente toujours. Jusqu'alors, il n'avait ni toussé, ni craché. A dater du milieu de mai, il commence à tousser. Sa faiblesse générale augmentant chaque jour, il entre à l'infirmerie de la maison.

Le ventre est ballonné, tendu, peu douloureux à la pression et sillonné de veines. Il n'y a pas de liquide. Il n'y a pas d'augmentation du foie, ni de la rate, ni douleur dans ces régions.

La diarrhée cesse au bout de quelques jours.

Cœur normal, pas de palpitations, ni de bruit de souffle dans les vaisseaux.

Les accès de fièvre du soir ont disparu après quinze jours.

La toux et les crachats sont rares.

L'auscultation donne à droite : expiration un peu prolongée, mais moins qu'à gauche et en arrière dans les fosses sus-épineuses. Dans le reste des poumons la respiration est normale. Pas de râle.

En avant et à gauche sous la clavicule : respiration plus prolongée.

Une fois mis au traitement tonique et reconstituant et après quelques badigeonnages à la teinture d'iode, les symptômes généraux se sont amendés; et au 10 juin, le ventre avait presque repris son volume normal. Les phénomènes stéthoscopiques ont disparu.

Le malade part guéri le 29 juin.

Obs. XVI (Personnelle). — Adénite mésentérique chez un alcoolique.

P... Gabriel, âgé de 18 ans, a des antécédents de famille déplorables; son père, sa mère, et deux sœurs sont morts phthisiques. Lui-même a la rougeole en 1867, la variole en 1870, et des chancres mous en 1877; enfant il a eu des ophthalmies, des otites; en outre il avoue se livrer fréquemment à la masturbation et avoir commis de grands excès de femmes et de boissons.

Avec de tels antécédents, il n'est pas étonnant de voir ce jeune garçon tomber malade après quinze jours du régime de la prison.

En effet il est bientôt pris de fièvre, diarrhée, transpiration nocturne abondante, vomissements, hémoptysies. En outre les hallucinations de la vue, de l'ouïe, de l'odorat, les contractures et les idées de persécution dont il avait déjà été atteint, se représentent avec intensité.

Cinq semaines avant son entrée à l'infirmerie de la maison son ventre a augmenté de volume pendant que son corps maigrissait considérablement.

Il est admis à l'infirmerie le 17 juin, et on constate que son ventre est tendu, sonore à la percussion, un peu douloureux au toucher, donnant au malade debout une sensation pénible de pesanteur et de tiraillement. Ses membres inférieurs sont œdématiés.

Le cœur est légèrement augmenté de volume. Battements précipités et forts. Intermittences fréquences. Pouls dur et intermittent.

A la percussion du thorax, submatité des deux côtés.

A l'auscultation : inspiration soufflante, dure ; expiration prolongée dans les deux fosses sus-épineuses. Dans le reste du poumon, la respiration se fait mal. Pas de râles.

Retentissement de la voix. En avant, mêmes signes.

L'appétit est nul ; la diarrhée continue.

Urination plus fréquente, mais moins abondante. Pas d'albumine ni de sucre.

Il n'y a pas d'augmentation du foie ni de la rate, pas d'ascite.

Le traitement consiste en badigeonnages de teinture d'iode ; huile de foie de morue, pilules de fer.

Pendant dix jours, l'état reste stationnaire. Puis rapidement les symptômes généraux : fièvre, transpiration, diarrhée, anorexie s'amendent ; les phénomènes stéthoscopiques diminuent d'intensité.

Au bout d'un mois, l'appétit et les forces sont revenus, le malade demande à se lever.

Six semaines après son entrée à l'infirmerie, il est mis en liberté et est en bonne voie de guérison.

Ce que nous venons de rapporter est une observation d'un jeune homme présentant un terrain très propice au développement de la cachexie ; aussi a-t-il été atteint très rapidement et d'une manière grave. Ce malade n'était pas encore tuberculeux, mais il n'y a pas de doute que son passage à la prison n'ait donné un coup de fouet à la diathèse, qui était latente.

Ce développement exagéré de l'abdomen, qui a cédé au traitement, était bien dû à l'inflammation des ganglions mésentériques, résultant de l'anémie développée par le régime pénitentiaire.

Obs. XVII (Personnelle). — Adénite mésentérique.

L...âgé de 19 ans, serrurier, ne peut fournir de renseignements sur ses parents. Prétend n'avoir jamais été malade pendant son enfance. Il reste à la colonie de Mettray de 13 à 16 ans.

A cet âge il commence à se livrer à la boisson et bientôt il est pris d'accès épileptiformes. Il a des rêvasseries, des cauchemars, des pituites.

De 16 à 19 ans il subit deux condamnations, l'une de trois mois, l'autre de cinq. Pendant ce temps, il dit ne pas avoir été malade. En 1879, mis de nouveau en prison, il se plaint deux mois après son entrée, de voir grossir son ventre, de diarrhée et de sueurs nocturnes. Il est admis au mois de mai à l'infirmerie de la Santé.

Son ventre est dur, tendu, un peu douloureux, et donnant la sensation d'un léger empâtement. Pas d'ascite. Pas d'augmentation de volume du foie, ni de la rate.

Le cœur est normal. Rien dans les reins, ni dans les urines.

La diarrhée, qui était continue, est bien moins fréquente.

L'appétit n'est pas très bon. Pas de vomissements.

En arrière, dans la fosse sus-épineuse droite, la respiration est rude, brève ; l'expiration est plus prolongée qu'à gauche. Pas de râles.

En avant et à droite, expiration encore plus prolongée qu'en arrière.

Matité presque complète dans tout le poumon.

Pas d'œdème des membres inférieurs.

Un incident est venu troubler la marche de cette maladie qui, après des alternatives fréquentes de mieux et de plus mal, a cédé après deux mois. A deux reprises différentes, ce garçon a eu des abcès de la marge de l'anus, qui ont disparu seuls. Au bout du deuxième mois de son séjour dans les salles de l'infirmerie, les phénomènes stéthoscopiques ont complètement disparu et la respiration est normale.

Le traitement a été tonique et reconstituant.


Ce malade avait certainement pris les germes de sa cachexie pendant son séjour dans les diverses prisons où il a été enfermé. La maladie qui était latente a bientôt éclaté à la Santé chez un individu évidemment prédisposé aux maladies de misère. Elle a cédé aussi rapidement dans ce cas que dans les autres.


Obs. XVIII (Personnelle). — Adénite mésentérique chez un syphilitique.


Homme détenu depuis cinq mois à Mazas, n'ayant pas d'antécédents tuberculeux, n'ayant jamais toussé, ni eu aucune maladie, mais ayant eu la syphilis il y a quatre ans. Incarcéré à Mazas, un mois avant son entrée à la Santé, il s'aperçoit qu'il maigrissait un peu, avait de la diarrhée persistante, avait une petite toux et quelquefois, le soir, des accès de fièvre. Puis son ventre se mit à grossir et devint légèrement douloureux. En même temps les téguments devinrent terreux.

A son entrée à la Santé, il semble affaibli, mais cependant n'est pas très amaigri.

Chipier.                                                      7

L'auscultation laisse entendre dans les fosses sus-épineuses une expiration un peu prolongée. Dans les fosses sous-épineuses seulement, légère diminution du murmure vésiculaire. La toux a presque entièrement disparu.

Rien au cœur, ni dans les reins.

Le ventre est gros, tendu, un peu douloureux dans toute son étendue, pas d'augmentation du foie ni de la rate. La percussion donne de la matité. L'appétit est conservé, malgré la diarrhée qui se montre de temps à autre, demeurant assez persistante. La fièvre qui, à Mazas, avait paru le soir n'existe plus.

Le malade reste dans cet état stationnaire pendant deux mois. Il se promène dans les salles, et mange bien. Son ventre a toujours le même volume, mais il est moins douloureux ; toujours alternatives de diarrhée. L'amaigrissement n'augmente pas.

Deux incidents sont venus rompre la monotonie. Vers le milieu de mai il est pris d'un abcès dentaire, qui incisé resta longtemps fistuleux. Quelques jours après, il se plaint de douleurs musculaires dans la cuisse et par la palpation on constate une petite tumeur grosse comme une noix et qu'on a tout lieu de croire une gomme ; elle disparut à la suite de l'administration d'iodure de potassium.

A la fin de mai, le ventre avait peu à peu repris son volume normal, et l'embonpoint était revenu.

Cette péritonite n'était-elle pas ce qu'on a appelé la péritonite syphilitique, qui est peu douloureuse et n'a pas avec elle le cortège habituel des symptômes de la péritonite franche? Le sujet étant syphilitique et ayant eu des manifestations syphilitiques, cette hypothèse pourrait avoir quelque apparence de réalité. Mais n'est-ce pas plutôt cette cachexie ganglionnaire que l'on observe si souvent dans les prisons ? Vu la fréquence de ces affections dans les conditions étiologiques où se trouvait le malade, nous penchons plutôt vers ce dernier diagnostic. La marche même de la maadie semblerait nous donner raison, car, comme nous l'avons vu souvent, le malade est parti guéri par le régime tonique et reconstituant.

Nous pensons que dans ce cas il n'y a pas lieu de tenir compte de la syphilis, et là encore nous avons

eu affaire à un exemple de ces adénites mésentériques
dont nous avons déjà donné des observations.


Obs XIX. (Personnelle). — Œdème cachectique.


M... Jean-Baptiste, âgé de 51 ans, voilier, a été condamné à 4 mois
de prison en 1850, à cinq mois en 1856, à un an en 1870, et à six mois
en 1878. Pas d'antécédents de scrofule ni de syphilis, il est alcoolique.

Un mois après son entrée à la prison, il est pris de dysentérie, de
faiblesse dans les jambes, qui sont un peu gonflées. Quinze jours après,
cet œdème augmente considérablement, mais il n'y a toujours rien à la
face et aux membres supérieurs. Entré à l'infirmerie, on constate de
l'œdème chez cet homme qui a l'air très cachectique : teint jaune terreux,
alternatives de diarrhée et de constipation.

Les reins sont sains, rien dans les urines. Le cœur est parfaitement
normal.

La respiration est seulement un peu rude des deux côtés, mais on
n'entend aucun bruit anormal. Purpura sur les jambes.

Cet état de cachexie profonde s'est maintenu pendant deux mois,
durant lesquels est survenue une adénite sous-maxillaire qui a augmenté
de volume et suppuré.

Peu à peu l'œdème a disparu et les forces sont revenues.

Après quatre mois de traitement, le malade est sorti complètement
rétabli.


Nous ne pensons pas qu'on puisse donner à cet
œdème, survenant sans lésion qui l'explique, un autre
nom que celui d'œdème cachectique, survenu sous l'influence du régime défectueux de la prison ; car indé-
pendamment de cet œdème, nous avons vu que le malade avait eu des adénites suppurées, preuve que la
constitution de l'homme avait été fortement touchée.

Obs. XX (Personnelle). — Œdème cachectique.

R... Léon, âgé de 30 ans, serrurier, détenu de la prison de la Roquête ; condamné à 6 mois pour vagabondage, cinq autres condamnations pour vol, abus. Admis à l'infirmerie, le 19 juillet 1879. Aucun antécédent du côté de la famille. Bégaiement léger. Pas de maladies dans l'enfance. Une chaudepisse. Première condamnation en 1878. Cinq autres après, pendant lesquelles il n'a jamais été malade.

Il arrive le 26 mars en prison. Trois jours après, il est pris d'une pleurésie à gauche, il monte à l'infirmerie où il reste environ un mois. Transféré à la Roquette il est soigné à l'infirmerie de cette maison thapsia, teint. d'iode. Ramené à la Santé, le 19 juillet, la pleurésie est en voie de résolution.

Le ventre est gros, tendu, un peu douloureux. Pas de diarrhée. Pas d'appétit. Teinte cachectique.

Avant son entrée en prison, jamais il n'a toussé. A la fin de juin, il se met à tousser, a des sueurs ; amaigrissement depuis le mois de mars.

A l'auscultation on entend, dans les deux fosses sus-épineuses, une expiration prolongée, surtout à droite.

Dans le reste des poumons quelques râles de bronchite.

Le cœur est sain.

Depuis la fin de juin, les cheveux sont devenus comme lagineux et tombent.

Rien dans les reins, rien dans les urines.

*Traitement.* — Lait, quinquina.,

Le 26 août. Le ventre est toujours dur, tendu, très peu douloureux. Les selles se font régulièrement.

L'appétit est revenu.

La toux a presque entièrement disparu.

Le côté droit est un peu plus mat que le côté gauche.

Dans les fosses sus-épineuses, la respiration est redevenue normale. Dans le poumon droit (côté de la pleurésie), la respiration se fait peut-être un peu moins bien qu'à gauche.

Le 12 septembre. Il sort en bonne santé.

Obs. XXI (Personnelle). — Œdème cachectique; Mort.

Le nommé V..., âgé de 39 ans, journalier, détenu depuis 2 mois. N'a jamais eu aucune maladie avant sa première incarcération qui remonte à 2 ans, époque où il resta enfermé 5 mois.

Là il a été pris de diarrhée et d'œdème des membres inférieurs. Son état s'est amélioré avec le repos.

Il est condamné de nouveau en 1879, et se trouvant depuis deux mois au Dépôt, il est pris de diarrhée, courbature et œdème des membres inférieurs.

Il entre à la Santé le 28 avril. .

C'est un homme grand et fort. Ses membres inférieurs sont fortement œdématiés, et il se plaint de diarrhée et de courbature. Rien au cœur. Rien dans les poumons. Rien dans les reins.

Pas d'albumine dans les urines.

Le 30 avril, au moment où ce malade se levait, il est pris d'étourdissements, tombe dans le coma et, au bout d'une heure, il succombe.

A l'autopsie, on trouve un caillot dans le cœur droit. Rien dans les autres organes. Les reins et le cœur sont sains.

Nous ne pensons pas pouvoir tirer aucune conclusion de cette autopsie, qui ne nous a révélé que la présence d'un caillot dans l'oreillette droite. Est-ce à cela qu'a succombé le malade?

Toujours est-il que cet homme, qui deux fois avait été enfermé, avait deux fois présenté des phénomènes d'œdème des membres inférieurs, la même cause ayant produit les mêmes effets.

Obs. XXII (Personnelle). — Œdème cachectique. Purpura. Altérations des cheveux et des ongles.

R... (Stanislas), 54 ans, journalier; aucun antécédent de maladie ni de son côté, ni du côté de ses parents. Il a toujours vécu en vagabondage, s'enivrant souvent. Le nombre de ses condamnations s'élève à huit ou dix (il ne se souvient même plus du nombre). Pendant ses diverses incarcérations, une fois seulement il fut malade.

Après quatre mois passés à Mazas, il eut une première fois l'accident qui le ramène encore à l'infirmerie. Ses membres inférieurs avaient considérablement augmenté de volume.

Le 15 janvier 1879, il est enfermé à Mazas et jusqu'au mois de mars, sa santé fut bonne. A cette époque, il commença à avoir les jambes enflées en même temps qu'il perdait l'appétit et était pris de diarrhée. L'œdème augmentant avec la faiblesse générale, il entre à l'infirmerie centrale le 10 avril.

Teint jaune, terreux. Amaigrissement considérable contrastant avec l'œdème énorme des membres inférieurs et du bras gauche.

Les cheveux sont comme laineux et tombent par plaques ; les ongles des pieds et mains sont comme écailleux.

Le cœur est parfaitement sain, et ne donne aucun bruit anormal. Pouls un peu dur et lent.

Les urines ne contiennent pas traces d'albumine ni de sucre.

Il y a de l'emphysème pulmonaire et un peu de dyspnée.

La diarrhée est continue, l'appétit nul, vomissements.....

Après cinq semaines du traitement ordinaire, tous ces symptômes s'amendent. L'œdème diminue peu à peu. Le purpura qui était venu compliquer cet état cachectique a disparu ; et, le 14 juin, trois mois après son entrée à l'infirmerie, le malade quittait, notablement amélioré.

Cet homme qui, comme on le voit, a passé de longs jours dans les prisons, a été touché par la cachexie de plus en plus rapidement et plus gravement. Il est un exemple de purpura compliquant la maladie. Enfin il a été intéressant d'étudier les modifications subies par les cheveux et les ongles, qui sont revenus à l'état normal en même temps que la santé générale.

Obs. XXIII (Personnelle). — Cachexie scrofuleuse. Mort.

Lel..., 19 ans, bijoutier, orphelin, prétend n'avoir pas été malade pendant son enfance, ce qui doit être faux, car il porte tous les attributs de la scrofule ; cependant il nie avoir jamais eu de glandes ni de maux d'yeux ou d'oreilles, etc., etc...

Depuis l'âge de 9 ans il a été enfermé à la colonie de Mettray. Sorti à 16 ans, il est repris presque aussitôt, et depuis n'a plus quitté les prisons, condamné chaque fois pour vagabondage ou vol. Entre temps, il a contracté la syphilis, et pendant 120 jours il a été soigné à l'hôpital du Midi. Habitudes fréquentes et invétérées de masturbation et de pédérastie.

Il monte à l'infirmerie de la maison à plusieurs reprises.

Le 30 août, il présente un amaigrissement considérable qui lui interdit la station debout d'une façon absolue; rétraction des deux jambes sur la cuisse et de la cuisse sur le bassin. Les deux pieds sont le siège d'une luxation, survenue sans doute après les deux tumeurs blanches qui existent de même à l'articulation médio-carpienne gauche et au genou droit. Large eschare sacrée. Les cheveux sont presque tous tombés.

L'appétit est nul et la diarrhée abondante.

La respiration se fait mal dans les deux poumons. Matité à droite et obscurité du son surtout en haut.

Le cœur et les reins sont sains.

L'affaiblissement va en augmentant et le malade meurt le 12 octobre.

A l'autopsie, on trouve les poumons remplis de tubercules disséminés. Congestion hypostatique. Liquide dans les deux plèvres.

La trachée présente une ulcération large comme un pois.

Cœur normal. Reins normaux.

*Tous* les ganglions sont caséifiés et augmentés de volume. Ils contiennent une matière grumeleuse, épaisse, blanche.

Atrophie considérable et décoloration de tous les muscles.

Le foie est gras et un peu cirrhotique.

Tumeurs blanches aux deux pieds, qui sont aussi le siège d'une luxation. Tumeur blanche de la main gauche.

C'est là évidemment un type complet de cachexie scrofuleuse qui, pour nous, a été contractée et activée par les internements nombreux de ce jeune garçon et aussi par son tempérament strumeux.

Il est impossible, pensons-nous, de voir une émaciation plus grande que celle de ce malheureux, qui n'avait plus la force de soulever ses mains.

Cette caséification de tous les ganglions n'est-elle pas du tubercule? N'est-ce pas la tuberculose ganglionnaire sur laquelle on est encore si peu fixé? Toujours est-il que pendant sa vie, notre malade n'avait jamais toussé et jamais ne s'était plaint d'aucune affection du côté des voies respiratoires.

Sur un cas aussi grave et aussi avancé dans la maladie, rien d'étonnant que le traitement ait été inefficace.

Obs. XXIV (Communiquée par M. le D<sup>r</sup> Legroux). — Rhumatisme noueux. Cachexie des prisons. Anémie. Mort.

Le nommé H... (Roch), âgé de 38 ans, ex-militaire, détenu à la prison des Condamnés, est admis à l'infirmerie le 20 janvier 1874. Pas d'antécédents de famille. Bonne santé habituelle jusqu'en décembre 1870.

A cette époque, H..., qui était encore soldat, fut rappelé au service et il fut pris bientôt d'une bronchite grave et enfin d'un emphysème pulmonaire dont il a toujours souffert depuis.

En février 1871, à la suite de détournements d'effets militaires, H... fut mis en prison, et depuis ce moment sa santé fut plus gravement compromise.

Il fut pris de diarrhée et de douleurs dans les jambes, dans les bras et dans les articulations.

Il fut traité pour ces douleurs au Val-de-Grâce par des frictions et des bains de vapeur et des cautères à la région lombo-sacrée. Après un traitement assez long, le malade, sans être complètement guéri, fut réintégré à la prison du Cherche-Midi, et bientôt après il fut conduit au manège de Saint-Cyr.

Là les prisonniers couchaient sur la terre. Aussi H... fut-il repris plus violemment par ses douleurs. Celles-ci bientôt se manifestèrent sous forme de crises accompagnées de frissons, rougeurs, douleurs, etc.; au bout de quelque temps les douleurs se calmèrent pour recommencer bientôt après.A la suite de ces crises douloureuses, les os se sont déformés et ils se présentent aujourd'hui avec l'aspect que nous allons décrire.

Membres inférieurs : Le rhumatisme semble porter sur l'articulation tibio-tarsienne gauche, de telle sorte que la malléole interne est triplée de volume et entourée d'un tissu mou, pseudo-fluctuant, non douloureux.

L'articulation ainsi déformée, présente une largeur transversale de 0,09, tandis qu'à droite la largeur est de 0,07. Le pourtour de l'articulation tibio-tarsienne gauche est de 0,25, le pourtour à droite est de 0,23.

L'articulation ne paraît pas déformée, les saillies osseuses y sont très marquées.

Genou gauche : gonflement peu considérable d'ailleurs, peu déformé excepté dans les régions voisines du tendon rotulien, où l'on trouve des tissus empâtés. Tour du genou gauche 0,33 et droit 0,32.

La rotule est moins mobile à gauche qu'à droite; peu de chose à noter sur les articulations coxo-fémorales.

Traces de cautères dans la région lombo-sacrée, rien à la colonne vertébrale.

Epaules non déformées.

Coudes mobiles, non douloureux.

Poignets non déformés, le poignet droit est douloureux et épaissi.

Main gauche : déformation peu accentuée des doigts, déformation de la seconde articulation phalangienne de l'annulaire.

L'articulation métacarpo-phalangienne du pouce est très élargie et entourée de tissus mollasses qui ont envahi la place des muscles apparents du pouce.

Une ponction faite sur ces tissus donne un écoulement de pus peu lié, blanc, jaunâtre, mêlé d'un peu de sang. Avec un stylet on tombe dans un tissu aréolaire cloisonné et non dans une cavité. Il s'agit problement d'une infiltration du tissu cellulaire par du pus, provenant de l'articulation.

Ecartement des surfaces articulaires de l'articulation métacarpo-phalangienne du pouce. Crépitation, tantôt dure et rude, tantôt adoucie par la persistance du cartilage.

Main droite : déformation fusiforme de la première phalange du médius et gonflement de l'espace interosseux compris entre les deux derniers métacarpiens.

Poitrine : pas de déformation. Gibbosité en avant. Pas de râles. Frottements pleurétiques à droite, en avant et en bas, au dessus du foie.

En arrière : matité au tiers inférieur droit, qui se confond avec la matité hépatique; absence de respiration dans les points correspondants à la matité ; pas de soufle pleurétique. Résonnance de la voix, un peu plus chevrotante dans le tiers inférieur droit. Quelques râles sibilants au sommet gauche. Pouls 110.

A droite, pleurésie remontant à environ 15 jours (points de côté remontant à cette époque).

Cette pleurésie a été méconnue et non soignée.

Cœur : claquements valvulaires rudes sans souffle.

Foie : matité hépatique un peu plus étendue en raison de la pleurésie.

Douleurs dans le ventre, pas de diarrhée, peu d'appétit. Langue humide et blanche. Vomissements provoqués par la toux. Les mouvements pour s'asseoir sont très douloureux.

Le malade présente sur toute la surface du corps un certain degré d'anesthésie.

En présence de ces symptômes nombreux, on peut donc porter le diagnostic compliqué suivant : Rhumatisme noueux; cachexie des prisons; anémie; pleurésie à droite.

*Traitement* : 1er degré, tisane de houblon; vin de Bagnols 30 gr.; teinture d'iode 5 gouttes. Tous les jours, on augmentera d'une goutte la quantité de teinture d'iode dans le vin de Bagnols.

Le 23 janvier. Le malade se plaint d'une plus grande gêne dans la respiration.

Aujourd'hui soufle pleurétique occupant le tiers moyen droit. Absence de respiration dans le tiers inférieur; quelques râles sibilants au sommet gauche. Respiration supplémentaire et puérile à gauche, sonorité de Skoda sous la clavicule droite. Quelques râles sous crépitants. Les frottements se sont étendus.

Mêmes signes d'auscultation au cœur.

Vésicatoire en arrière et à droite.

Pouls 120.

Respiration 28.

Transpiration.

Le 24. Légère amélioration. Respiration un peu plus facile.

Le 27. L'épanchement diminue. Auscultation en avant : frottement plus doux, la matité est diminuée. En arrière : la matité ne remonte plus que jusqu'à la partie inférieure de l'omoplate. Frottement à la base. Huile de ricin 30 gr.

Le 30. L'épanchement s'est un peu reproduit. Toujours de l'égophonie. Tisane de digitale (1 gram. de feuilles) édulcoré avec oxymel scillitique.

Le 31. Vésicatoire.

Le 6 février, pouls 120. Eau-de-vie allemande 15 gram.

Le 13. Le malade se plaint de vomissements, le pouls est devenu irrégulier. Ces accidents doivent être attribués sans doute à la digitale. Celle-ci est supprimée.

Les 14 et 15. Tout est rentré dans l'ordre ; l'épanchement a disparu.

Le 21. Le malade est guéri de sa pleurésie. Il mange avec plaisir, les forces ne reviennent que peu à peu.

Jusqu'au commencement d'avril, l'état se maintient à peu près le même. A cette époque, la faiblesse devient plus grande. Il survient des frissons qui s'expliquent par la présence de pus dans l'article du genou, pas de glandes eschares à la région sacrée. OEdème des membres inférieurs. Enfin le malade meurt le 12 avril. Pas d'autopsie.

Cette observation qui nous a été communiquée par M. le Dr Legroux, alors chargé de l'infirmerie centrale, est une preuve de l'état de misère occasionnée par le séjour dans les prisons chez un individu qui n'avait aucun antécédent rhumatismal. Peut-on dire que s'il eût vécu dans un autre milieu il eût guéri? La chose est admissible.

# CONCLUSIONS

I. — Les détenus, dans les prisons, sont sujets à une cachexie spéciale, que nous proposons d'appeler « Cachexie des prisons », comparable aux maladies de misère et anémies observées chez les gens qui vivent dans un air confiné, comme les mineurs; au milieu de l'encombrement, comme dans les couvents; ou chez ceux qui ont une hygiène insuffisante, comme les jeunes soldats, encore peu habitués au régime militaire.

II. — Cette cachexie a pour cause une hygiène défectueuse : Insuffisance alimentaire, au point de vue de la qualité comme de la quantité; insuffisance respiratoire engendrée par la vie cellulaire, le manque d'exercices à l'air libre et l'encombrement dans les ateliers. L'état moral déprimé est une cause adjuvante d'une grande valeur.

III.— Cette cachexie est caractérisée par une anémie qui la détermine, et qui est souvent accompagnée d'œdème des membres inférieurs, et très souvent aussi de lésions des ganglions lymphatiques.

Les adénites cervicales et mésentériques et les œdèmes sans lésion cardiaque ni rénale, sont les deux expres-

sions symptomatiques les plus communes de cette cachexie.

IV. — Ce qui distingue cette cachexie de toutes celles
qui pourraient lui ressembler, est la bénignité des symptômes et le retour facile à la santé, dès que les malades
sont soustraits aux milieux défavorables étiologiques.

V. — Le pronostic, en général bénin, est subordonné
toutefois à l'état antérieur de santé du sujet, à la durée
de son séjour et au régime pénitentiaire plus ou moins
rigoureux auquel a été soumis le détenu, enfin à son
âge.

VI. — Le traitement doit être préventif ou curatif.
Préventif, en plaçant le détenu dans des conditions
moins défectueuses d'hygiène (alimentation, aération,
exercices, etc., etc.). Curatif, en soumettant le sujet à un
traitement tonique et reconstituant.

# BIBLIOGRAPHIE

La bibliographie qui a rapport aux maladies que l'on observe dans les prisons est très peu considérable. Ce sujet n'a pas été étudié. Les quelques rares auteurs qui sur ce sujet, ont considéré la question à un point de vue différent de celui sous lequel nous l'envisageons. Ils ont étudié quel était le meilleur système d'incarcération, le régime cellulaire ou le régime en commun. Ils ont étudié l'aliénation survenant chez les prisonniers. Mais ce qui n'a pas été approfondi, c'est cette maladie particulière, qui cependant ne peut être méconnue, et mérite d'attirer l'attention.

Certes, les auteurs qui ont traité la question des adénites, celle du carreau etc., ont bien touché un mot de l'étiologie, en disant que ces maladies s'observaient dans les prisons, dans des conditions hygiéniques défavorables, mais ils n'ont abordé que très superficiellement la question.

Néanmoins nous citerons les ouvrages suivants que nous avons consultés et qui nous ont servi pour notre travail :

*Dictionnaire des sciences médicales.* — Article Prisons.
*Annales d'hygiènes.* Tomes XXXI et XXXII.
BONNET. — Hygiène morale et physique des prisons, 1847.

Boileau Castelnau. — Influence du régime des prisons sur la santé des détenus, *Annales d'hygiène*, XLI.

Ferrus. — Des prisonniers, de l'emprisonnement et des prisons.

Tardieu. — Dictionnaire d'hygiène publique, article Système pénitentiaire.

Huet. — Clinique médicale de la maison des jeunes détenus, in *Union médicale*, tome VIII, 1860.

Hurel. — Du régime alimentaire dans les maisons centrales, in *Annales d'hygiène*, tome XLIII, 1875.

Potain. — Des lésions des ganglions lymphatiques viscéraux, thèse d'agrégation, 1860.

Hérard. — Adénie ou hypertrophie générale des ganglions lymphatiques de la rate, *Union médicale*, 1865.

Cornil. — De l'adénie ou hypertrophie généralisée ganglionnaire suivie de cachexie sans leucémie (*Arch. de méd.*, 1865).

Trousseau. — De l'adénie, tome III, clinique de l'Hôtel-Dieu.

Peter. — Cliniques, 1879.

Deleau. — Alimentation des prisonniers, 1860.

Bazin. — Leçons sur la scrofule.

*Dict. encyclopédique.* — Articles Cachexie et Anémie.

*Dict. Jaccoud.* — Idem et idem.


Paris. — A. PARENT, imprimeur de la Faculté de Médecine, rue M.-le-Prince, 29-31.